또, 먹어버렸습니다

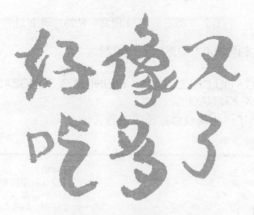

好像又吃多了

为何我总在因吃东西苦恼

[韩]金允儿 著　王桐 译

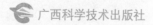

广西科学技术出版社

著作权合同登记号　桂图登字：20-2022-262号

Copyright © 2021 by 김윤아 (Kim Yoonah)
All rights reserved.
Simplified Chinese translation Copyright © 2022 by Guangxi Science & Technology Publishing House Co., Ltd
Simplified Chinese translation rights arranged with Darun Publishing through Eric Yang Agency, Inc.

图书在版编目（CIP）数据

好像又吃多了：为何我总在因吃东西苦恼 / (韩) 金允儿著；王桐译. —— 南宁：广西科学技术出版社，2022.12
　　ISBN 978-7-5551-1862-6

Ⅰ.①好… Ⅱ.①金… ②王… Ⅲ.①厌食—精神障碍 Ⅳ.①R442.1

中国版本图书馆CIP数据核字（2022）第222222号

HAOXIANG YOU CHI DUO LE: WEIHE WO ZONGZAI YIN CHIDONGXI KU'NAO

好像又吃多了：为何我总在因吃东西苦恼

[韩]金允儿　著　王桐　译

策划编辑：冯　兰　王永杰	责任编辑：冯　兰
版权编辑：尹维娜	责任校对：张思雯
装帧设计：古涧千镶	责任印制：高定军
封面插图：林　田	内文插图：阿翁拾圆Awon
出 版 人：卢培钊	出版发行：广西科学技术出版社
社　　址：广西南宁市东葛路66号	邮政编码：530023
电　　话：010-58263266-804（北京）	0771-5845660（南宁）
传　　真：0771-5878485（南宁）	

经　　销：全国各地新华书店	
印　　刷：北京中科印刷有限公司	邮政编码：101118
地　　址：北京市通州区宋庄工业区1号楼101号	
开　　本：880mm × 1240mm　　1/32	
字　　数：109千字	印　　张：7.25
版　　次：2022年12月第1版	印　　次：2022年12月第1次印刷
书　　号：978-7-5551-1862-6	
定　　价：56.00元	

版权所有　侵权必究

质量服务承诺：如发现缺页、错页、倒装等印装质量问题，可直接向本社调换。
服务电话：010-58263266-805　团购电话：010-58263266-804

生活中取悦自己很难

　　健康饮食对我而言，仿佛是个难以解开的谜。我知道这不单纯是该怎样吃东西的问题，饮食习惯是与整个生活息息相关的，是生活方式带来的必然结果。很多时候，买了新鲜食物却不能按时吃完，最后只能被迫扔掉；结束筋疲力尽的加班后通常饥肠辘辘，回到家换掉衣服躺在床上除了吃东西什么也不想做，最后以"油炸碳水化合物"外卖来告别一天的疲惫。

　　我虽然不会因为吃了东西而有负罪感，心里觉得很后悔，但身体还是无法承受这种饮食习惯。在去过几次急诊室和重症监护室后，我开始定期去医院体检。后来新冠肺炎疫情暴发，在家不能出去的日子变得越来越多，直到有一天，一向平易近人的医生看了我的检查结果后，皱着眉头向我发出严重警告，我才突然意识到，该注意自己的饮食了。

但是立即改变饮食习惯是很难的。正如前面提到，饮食习惯是我们的生活方式带来的必然结果，因此想要改变它，就需要每天都紧绷着一根弦。本书讲述的就是这样的故事。人生艰难的理由各异。为了找到属于我的答案，我一边阅读，一边细细思考自己走过的路：我是不是一直在逃避现实呢？就像作者在书中说的"我一直以为获得成就，才能拥有价值"，我是不是也是这样——因过于看重得失而压力倍增，进而想逃离眼下的困境呢？但即便我能正视自己的问题，这些问题也不会凭空消失。对此，作者给出了建议：如果发现自己正在回避问题，那下一步便是要搞清楚当下应该做什么，不应该做什么了。

作者觉得，逃避虽然也是一种办法，但使用它要有一个限度。我认为，这个建议不仅适用于调整饮食习惯，也将成为我的生活指南。

这本书中关于"孤独"的故事是全书最精彩的部分。书中提到，"在社会上感到被孤立的人"比"想要和大家共事的人"多吃了两倍以上的巧克力曲奇，这样的实验结果真是太令人心酸了。

在大家拼命想切断情绪和食物间的关联时，作者在柔声安慰我们，不要急于一刀两断，慢慢淡化两者间的联系就足够了。

"吃东西"这个话题很容易被夸大。对身体好的食物越来越多，但如何根据健康情况调节饮食却通常被忽略。世界上没有不好的食物，也没有适合所有人的食物，为了照顾好我们的身体，除了依靠外部信息，更要仔细倾听身体发出的信号。有个成语叫"过犹不及"，如果物质十分充盈，但我们依然感受不到快乐，那么适当保持"饥饿感"或许就是最佳答案。在读这本书的过程中，我想到了自己有许多需要"断舍离"的东西。

2020年新冠肺炎疫情暴发，这一年我决定搬家，我要搬到离我喜欢的步行道更近的地方居住。

书中说："如何才能摆脱食物成瘾呢？过于执着，将精力集中于一件事的时候往往容易出问题。如果一个人获得快乐的渠道只有吃东西，那么人体就会产生耐受性。"

本书给出的建议是要寻找食物的替代品，虽然说可以通过散步来转移注意力，但是现在的我更喜欢通过感受天气和季节变换获取喜悦。在生活中取悦自己很难，吃东西更是每天都要面对的课题，只要我们还活着就不会停止。

《Cine21》作者、记者　李多惠

前言

吃东西要一直开心地

在这个以瘦为美的时代，我们每天都面临着减肥的压力。"你怎么胖了！""最近变瘦啦！"等语句已经变成了人们见面时常用的开场白，间歇性禁食减肥法、单一食物减肥法、明星节食食谱等层出不穷。无论与谁见面、去哪里、穿什么衣服，前提仿佛是一定要先瘦下来才可以。

如果减肥是目标，那么人们给出的最佳答案就是不吃。但我们常常又会因为各种原因想吃东西，比如饥饿、压力和消遣娱乐等，我们会狂塞咸辣的重口味夜宵，会放纵自己胡吃海塞，然后又产生负罪感。虽然人们都说"只要吃得香就是零卡路里"，但我们都清楚"好吃的东西往往都是高热量食品"。

你会经常说"我要减肥"吗？会在压力大的时候想起淡奶油摩卡吗？会早餐和午餐草草了事，到了晚上开始暴饮暴食吗？会在吃太多之后感到十分后悔，但又无法控制自己吗？会经常因为吃东西后悔，然后间歇性减肥吗？

不要因为吃东西而感到罪恶，因为食物带来的幸福感是无比珍贵的存在。寒冬时窝在被子里一边看剧，一边剥着橘子；在热气腾腾的浴缸里一边泡澡，一边来杯清爽的啤酒；在咖啡店里享受浓郁美式配上香甜松软的泡芙……这些只是想一想便觉得幸福、喜悦，所以自然是不能放弃吃东西的。

但是，通过吃东西来消化喜悦、忧伤、气愤、孤独等情绪是很危险的，因为心灵创伤是无法用食物带来的愉悦抚平的，只有直面带来负面情绪的事物本身，你才能得到治愈。造成心灵创伤的原因多种多样，或许是生活在执着于追求苗条身材的病态社会里，或许是拥有一个试图通过掌控自己的女儿来获得心理满足的母亲，又或许是完美主义与低自尊，以及极度孤独。

无论是什么缘故，用吃东西来消化情绪很容易让人陷入暴食与减肥无限反复的旋涡。吃得多自然会变胖，与苗条身材相差越远，负罪感就会越大。而众所周知，减肥对很多人来说都是永无止境的，一个人永远不可能减到令自己满意的程度——是的，我敢肯定不可能。越是执着于体重，吃东西带来的压力就越大，这种恶性循环将最终导致出现进食障碍（eating disorders）。

　　我是一名曾亲身经历过进食障碍的专业进食障碍咨询师。青春期的我一度非常在意自己的体重，以致在高二的时候正式决定要通过节食来减肥。节食后，我的生活节奏发生了很大的变化。从前的我很喜欢和朋友们一起玩耍，但节食后，当朋友们都去吃饭的时候，我只能独自留在教室里，靠吃苹果、红薯，喝牛奶等一些我觉得低脂的食物来充饥。20岁的时候，我的体重几乎与初一时持平了，裤子越来越松，进食带来的焦虑感也越来越严重。

　　原本我以为没能达到自己所希望的体重目标，减肥这件事就以失败告终了。但是因为高考分数不理想，我对体重的偏执愈发严重。与第一次减肥时不同的是，这次我非但没有如愿变瘦，反而开始暴饮暴食，这种情况严重到我无法控制自己进食量的程度。除此之外，我无心学习，大学时期的成绩只能算勉强及格，每天都因食物和赘肉无比痛苦，有时候我甚至想把自己身上那令人厌恶的赘肉统统挖掉。

曾有 6 年的时间，我一直在神经性厌食症和神经性贪食症之间反复着，但却一直没有意识到这是心理问题，只是单纯觉得是减肥方法不对，是自己意志力薄弱的结果。但现在我可以肯定地说，进食障碍不是"减肥病"，它看似是由减肥引起的，但真正的病因却是心理问题。进食障碍是我们身体发出的信号，它在呼吁我们要关注自己的内心。

小 贴 士

进食障碍：是一种以饮食行为问题为特征的疾病，主要有神经性厌食症，神经性贪食症，心因性或其他心理紊乱伴发的过度进食、呕吐，成年人中的异食症以及心因性食欲丧失等类型。进食障碍的先兆症状是饮食失调，饮食失调是亚临床的不健康饮食方式。

有人因为不想被讨厌而拼命减肥，有人因为想被认可而拼命减肥，也有人因为在一段关系中受到伤害而对食物产生了抗拒。本书讲述了进食障碍患者的复杂心理，也有我通过接受心理咨询和自我调节，了解到的有关摆脱进食焦虑的方法。希望大家读完本书后能理解人为什么会暴食，为什么会执着于减肥。真心希望每个人都能摆脱进食焦虑，拥有"可以无负罪感地享受美食"的幸福生活。

目录
Contents

第二部分　让我吃不下东西的原因

你有过吃饱后立马懊悔，然后决定减肥的经历吗？虽然偶尔一两次并无大碍，但经常暴饮暴食会导致消化不良、慢性疲劳、高血压等问题。如果你总是想通过吃东西来消化所有情绪，那么就有必要检查一下自己是不是吃东西上瘾了。

吃东西上瘾的

7 种症状

症状 1：已经饱了，但还是一直想吃东西

你曾经一边吃饭一边想着待会儿要吃什么甜品吗？有过一边吃炸鸡一边看吃播却还是馋得流口水的经历吗？有时候我们吃东西不是因为饥饿，而是因为欲望。并不是说有吃东西的欲望便是成瘾，但当这种欲望越来越难以控制时，你就该注意了。

症状 2：比想象中吃得更多

你有过本来只想吃一口方便面，但拿起筷子便停不下来，最后连面汤都一起泡饭吃掉的经历吗？你被这样的自己吓到过吗？这种"要么一口不碰，要么一扫而光"的情况在酒精中毒者身上也时有发生。

症状 3：经常撑到肚子要爆炸

如果你无法在产生饱腹感后立刻放下筷子，而是撑到马上要吐出来才肯停，那就要格外注意了，这可能就是暴食症的信号。虽然我们经常称这种现象为"吃多了"或者"暴饮暴食"，但在进食障碍临床诊断中，"能否自主控制或调整饮食"是非常重要的评判标准。

症状 4：经常给自己制订难以实现的目标

你是否一直给自己制订诸如"晚上 6 点后禁食""坚决不吃饼干、面包和巧克力"等不切实际、很容易失败的计划？

过于苛刻的计划必然会失败，因此即便忍得了一时，也无法做到永远抑制自己的食欲。你是否已经陷入饮食的恶性循环——吃了东西后自责，继而又开始重新制订"不可能完成"的节食计划？

制订节食计划后，总是找借口吃东西，比如"明天要开始减肥了，今天得多吃点才行啊""减肥也是为了生活，像今天这样郁闷的日子，一定得来点炸鸡和啤酒啊""面包又不是我买的，是同事买来给我吃的，没办法，只能吃咯"，等等。

在节食和暴食之间反复的人会因别人看见自己吃东西而感到羞耻，因此他们喜欢背着别人吃东西：有时候在车里偷偷吃，有时候趁家人睡觉时躲在厨房里吃，有时候会在抽屉里藏满面包或零食。上述情况经常发生在需要接受治疗的进食障碍患者身上。

让我总是吃东西的原因

第一部分

● 心理上的空虚有时会被大脑误认为是生理上的饥饿，大脑因此会发出吃东西的指令，以获得快感。

● 那么该如何摆脱心理空虚的困境呢？首先是要敢于承认自己正在经历困难；然后便是整理情绪，寻找其他方法排解压力。

● 能够暂时转移注意力或者增加幸福感的食物会给生活注入更多活力，但如果为了消化忧郁、不安、气愤、空虚、急躁、无聊、无奈、悲伤等情绪而将食物作为某种麻醉剂或者依赖手段，便需要引起我们的注意了，因为这很有可能发展成酒精、烟草等上瘾症状，甚至染上毒瘾。

● 请认真思考一下产生压力的真正原因，即便痛苦也要尝试勇敢面对！因为食物并不能真正解决我们的问题。

● 建议大家直接说出自己的想法：不管体重多少，无论是什么样子，都请爱我、认可我。只有感受到被爱，才能慢慢放下对减肥的执念。如果你正忙于工作、学习或减肥，对身边重要的关系视而不见，请停下来认真地思考一下，自己真正想要的究竟是什么。

第一章

精神压力

只靠晚饭熬过一整天

　　30多岁的上班族秀美最近因为身体浮肿和胃胀而苦恼不堪。她每天下班前一个多小时便开始思考晚饭吃什么，一下了班就毫无节制地胡吃海塞。第二天早上起床后看到自己肿胀的脸，她又开始后悔，下定决心今晚一定要吃清淡的食物，但到了晚上却还是忍不住要吃辣炒年糕、泡面、麻辣鸡爪、炸鸡、烤肉、肥肠等辛辣油腻的食物。

　　我相信她在吃东西时一定很快乐、很解压，"这才是快乐呀""就等这一顿麻辣鸡爪了"的喜悦让她忘乎所以，只有在撑到腰带都系不上时才会渐渐觉得不对劲。"哎，又吃多了……明天胃一定很胀""什么时候能开始减肥呀,明天大家看到我浮肿的脸又该说三道四了"……

为了身材和健康,秀美中午经常吃些沙拉或轻食便当。吃得清淡心情就舒畅,而且能合理控制饮食也让她感到欣慰。但一到晚上就控制不住暴饮暴食,别说身材了,连健康都出了问题,她对这样的自己感到十分失望。朋友或同事们下班后不是去运动健身,就是去参加各种聚会,但秀美既不想,也没心思做这些事情。秀美为什么一到晚上就会控制不住暴饮暴食呢?为什么总喜欢吃重口味外卖呢?

下班后的幸福

大家听到"下班后"这个词会觉得激动吗?在社交软件上搜索"下班后"或"下班后的幸福"标签,就能看到各种各样油腻又刺激的食物配着美酒的照片。辛苦了一整天的上班族们,自然希望下班后能得到犒劳,而美食则是能最快带来幸福感的东西。

我们常说"灵魂料理""治愈料理"，可见食物不仅能填饱肚子，还能给人带来满足感和幸福感。早上拖着沉重的步伐迈出家门，工作一整天后的烦闷、无力、愤怒、无聊、空虚、伤感，似乎在下班后的美食前烟消云散。面前的炒年糕仿佛在说"忙了一整天，辛苦了"，美食下肚的瞬间，会感到前所未有的安心。

用食物来治愈疲惫的身心可以说是一种文化，我们虽然有自己的意志，但说到底，吃东西这件事还是大脑说了算。控制食欲和快感的中枢都位于下丘脑，因此吃东西不仅能补充营养，让人产生饱腹感，还能带来心理满足。相反，心理上的空虚有时会被大脑误认为是生理上的饥饿，大脑因此会发出吃东西的指令，以获得快感。可见，这一切都是我们的大脑在作祟。

"我昨天吃过晚饭后，突然特别想吃巧克力，因此睡前吃了一块巧克力和一整个巧克力面包，直到今早起床后看到沾了血迹的内裤才恍然大悟。"

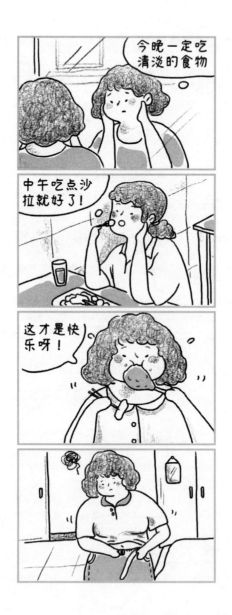

相信很多女性都有在生理期前特别想吃甜食的经历，这种现象其实也是大脑发号施令的结果。生理期前女性体内激素分泌会急剧变化，在刺激食欲的黄体素分泌增多的同时，被称作"开心激素"的血清素含量下降，大脑认为人体目前处于生理上较为疲惫的状态，因此会发出摄入碳水化合物和高糖食物的指令，以提升幸福感。

　　调查结果显示，女性在生理期前一般会比在生理期开始之后多摄入 300—500 千卡（1 卡 ≈ 4.186 焦）热量的食物。韩国嘉泉大学食品营养学系教授李英美曾以 366 名女大学生为对象开展问卷调查，结果显示，女性生理期前普遍感到心情烦躁，有 89.6% 的受访者表示生理期前会感到烦躁、疲劳、神经敏感、不舒服、易怒、抑郁等，且 74.1% 的受访者表示在生理期前会突然想吃糖果、饼干、蛋糕等甜食，57%的受访者则表示想吃薯片等零食。这都是我们的大脑在对抗经前期综合征（premenstrual syndrome，PMS）的结果。

小 贴 士

经前期综合征：又称经前紧张征，是指一个月经规律的女
性，在月经前约1周出现情绪、躯体等方面的问题，但一
来月经，这些问题就会消失。情绪问题包括易怒、情绪失
控等，而躯体问题包括乳房疼痛等一些不适症状。

解压消费和一杯啤酒

现在大家可以理解为什么有的人一下班就想吃高热量的
东西了吧？除此之外，迷恋排解不快的"解压消费"、消除
疲劳的清爽啤酒、高档餐厅的周到服务和美食也都是类似的
道理。我认为享受这种乐趣和慰藉是非常必要的，因为对某
些人来说，这会成为他们坚持一天的力量。

但过于执着往往就会出问题。如果无视大脑的指令过量

摄入食物，人体就会产生抗性，同一种食物带来的满足感会降低，我们会寻找更多、更有刺激性的食物来弥补。这样一来，原本能给枯燥的日常带来慰藉的美食反而会影响我们的正常生活。正如前面的故事一样，如果秀美无法戒掉夜晚暴食，就应引起注意。

因此，若想享受美食带来的幸福感，就必须寻找更多的业余活动来排解生活的压力。适当的散步或运动、和朋友小聚聊聊天、泡个热水澡或多休息都有助于缓解疲劳。虽然一开始可能很难坚持，但是一旦体会到其他业余活动也能代替美食，让人获得满足感，那么就会越来越容易了。

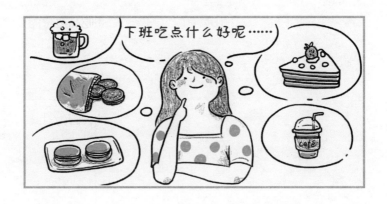

我工作到很晚或太过疲惫的时候，也经常吃泡面来填饱肚子；有时候也会泡个热水澡来放松，慰劳忙碌了一天的自己。大家今天过得怎么样呢？疲惫的一天结束后，会怎样犒劳自己呢？

好像没吃多少但却发胖了

大家觉得吃什么、吃多少是自己选择的结果吗？《吃的艺术》（*How We Eat with Our Eyes and Think with Our Stomach*）的作者梅拉妮·米尔（Melanie Mühl）和戴安娜·冯·科普（Diana von Kopp）认为，人们在餐厅点餐、就餐的过程在很大程度上会受到所处环境的影响，即我们所处的环境将影响我们的食量。

美国康奈尔大学食品与品牌研究室（the Food and Brand Lab）曾就人们是否将"光盘"视作吃饱的标志进行实验。实验室向每名参与者提供一碗番茄浓汤，其中有部分碗经过技术处理，可以以不被人察觉的速度一直续汤，结果显示，悄悄被续汤的参与者多喝了 73% 的浓汤。

同理，如果我们身处较为吵闹的环境或者边看视频边吃东西，也会不知不觉间吃得更多。

多人共餐时，我们会下意识地将"光盘"作为吃饱的标准。因此即便感觉没怎么吃，聚餐频繁的日子也总是会发胖。

此外，边看视频边吃东西，眼睛和耳朵都会集中于视频画面，但手又在下意识地不停夹菜，因此容易吃多。但因为注意力不在吃东西上，所以即便吃得比平时多，也只会觉得稍微有点撑，并不会在意。

因为我有 3 个哥哥，所以……

周围的人也会影响我们的饮食习惯。韩剧《机智的医生生活》中的颂华吃东西总是狼吞虎咽，仿佛有人要过来和她抢一般。每当朋友们揶揄她时，她总是说："因为我有 3 个哥哥，所以……"她小时候为了和哥哥们抢东西吃，总是吃得很快，因此便养成了习惯。现实生活中也是一样，如果我们经常和吃得快的人一起吃饭，也会不自觉地加快吃饭速度。

此外，同桌就餐的人会趋向于点相同菜品，这可以用无意识模仿他人行动的"变色龙效应"来解释。据说和体重较大的人一起吃饭会吃得更多，甚至有实验结果表明，餐厅服务员体脂率越高，顾客点的餐就越多。我们会下意识地将周围人视作普遍的"社会标准"，这种心理现象导致我们会根据周围的人调整自己的食量，有可能吃下过多的东西。因此，以后我们在吃饭的时候，是不是应该首先关注一下自己身处的环境呢？

身体状态不同，喜欢的食物和食量也会有所差异。我在咨询工作中经常被问到这样的问题："明明辛苦又难过，为什么没有瘦下去反而变胖了呢？"

备考或忙于工作的人很容易出现用脑过度、睡眠不足等问题，身体能量消耗应该更大才对，但我们的身体和思想有时候并不完全一致。人体在压力过大时会分泌一种叫作皮质醇的物质，皮质醇会刺激食欲，吃得多便会造成腹部脂肪堆积，进而体重便会增长。如果在此基础上休息不足，血清素分泌不稳定，就会更想吃刺激、油腻的食物。

累的时候不马上休息，一定要吃点饼干、面包、方便面等高热量的东西……减肥的敌人有时候不是懒惰，而是疲劳和睡眠不足。

小 贴 士

皮质醇分泌增加为什么会刺激食欲：皮质醇分泌增加会释放更多的神经肽 Y，神经肽 Y 被称为"碳水化合物贪食者"，是大脑产生的一种促使我们摄入碳水化合物的化学物质。

喜欢吃辣就是"变态"吗

有的人天生就喜欢吃某种口味的东西。你喜欢吃辣吗？韩国人普遍喜欢吃辣，火鸡面和麻辣烫风靡一时。我曾经喜欢吃辛拉面、青阳辣椒、芥末豆和火鸡面，但肠胃因此变得很弱，现在已经不太能吃了。

辣与甜、酸、咸不同，是一种痛觉。美国宾夕法尼亚大学心理学家保罗·罗津（Paul Rozin）和黛博拉·席勒（Deborah Schiler）的研究表明，爱吃辣的人更倾向于参与超速驾驶、跳伞、跳水等冒险性和危险性较高的活动，也就是说，喜欢吃辣的人是追求变化和刺激的"感觉追求者"（sensation seeker）。

看到这里有人就会问："我是那种一到高处就会紧张到精神恍惚的人，平时也绝不敢玩海盗船或者过山车等刺激的游乐设施，但我喜欢吃辣炒年糕，这是为什么呢？"

如果说喜欢追求刺激是一种天生的性格属性，那么下意识规避危险也是。这两种独立的性格属性可能同时较为明显，也可能只有一种占上风。如果一个人同时拥有这两种性格属性且均表现明显，便会表现出"虽然想要追求刺激，但会尽量避免选择对自己有害的活动"的性格特征，因此便会选择吃麻辣鸡爪。吃麻辣鸡爪又不会死，最差的情况也就是吃完后在卫生间痛苦地捂着肚子后悔。这正如喜欢看恐怖电影的我一样，因为知道现实生活中不会发生同样的事情，所以享受这种在自己掌控下的刺激。

当然，有时候吃辣无关性格，只是为了解压。吃辣会导致流汗、发热、流泪、心跳加速等，大脑为了缓解这种痛苦，会分泌内啡肽或肾上腺素等，这些激素让我们暂时产生快感，仿佛压力得到缓解。这就是马拉松选手在长时间、高强度的运动后体验到的"跑步高潮"（runner's high），以及厌食症患者享受饥饿的原因。

虽然我们自认为能控制自己吃什么，但实际上，我们所处的环境、周围的人、童年吃过的东西都会影响我们的饮食习惯。虽然我们认为辣炒年糕是所有人都喜欢的食物，但其实只是因为我们习惯了这种味道，以及为了享受一时的快感，所以觉得很好吃。在国外第一次吃到某种香辛料时会觉得不好吃大多也是因为不习惯。

我们吃东西的时候应该考虑到上述所有的因素吗？答案是否定的。因为知道得再多也无法完全控制大脑的各种反应机制，还不如尽情享受眼前的食物。唯一可以确定的是，好吃的东西会让我们变得更加幸福。

小 贴 士

神经性厌食症的特征：神经性厌食症患者经常忍饥挨饿，在很长一段时间里只吃很少的食物或者一点都不吃，但是仍然确信自己还需要减掉更多体重。因此，他们的体重明显低于其年龄和身高所对应的最低标准。

为什么没有男性因为暴食症就医

白领东汉最近正因为体重增加而忧心。对他而言，晚上虽然不是很饿，但夜宵的诱惑实在难以抗拒。而且每当心情不好时，似乎总是要吃个炸鸡，喝几罐啤酒，外加吃几包零食和冰激凌才能重新振作起来。

东汉心情不太好的原因是，公司的领导总是批评他，似乎对他越来越不满意。他想过跳槽，但又觉得即便去了其他公司，情况似乎也不会有太大改善，便只好作罢，继续混日子。虽然午饭在公司吃，但一起吃饭的同事让他不舒服，而且吃饭时总是想到下午的工作。有一次，他因为中午吃多了肚子不舒服，整个下午都在跑厕所，所以东汉的午饭基本上都是敷衍了事。可能正因如此，下班到家后换上舒适的家居服，大快朵颐才让东汉倍感幸福。

他虽然担忧过自己可能在试图通过吃东西来解压，但转念一想，大家或许都是如此吧。除了夹在腰带里的肥肉和诸如"东汉最近伙食不错啊"等同事的揶揄让他偶尔感觉不太舒服外，似乎也没什么，只是最近几个月的伙食支出变多了。他已经连续好几个月下决心，等发了工资就去健身房运动解压，可是一到家就不想也没力气出去。

看着日益增长的体重和信用卡账单，他曾想或许比起吃东西，自己更需要找人好好谈一谈，但最终烦躁又疲惫的消极情绪战胜了想要改变现状的积极情绪，他还是点了炸鸡。

男性也会经历进食障碍

我没有接待过咨询压力性暴食症的男性患者，反而有些男性患者因为抑郁、焦虑和惊恐障碍接受咨询，结果发现是压力性暴食症。相信其他咨询中心或医院的情况也大同小异。很多男性像东汉一样，虽然有压力性暴食症倾向，但不同于女性患者，他们对该问题敏感度普遍较低。

此外，虽然最近这种趋势正有所改变，但相对于女性，社会对男性暴食或体重暴增似乎更加宽容。因此，只要没有发胖到影响正常生活，男性一般都会以为自己只是最近吃胖了一点，压力性暴食症的症状便很容易被忽视。相反，女性对体重较为敏感，一旦因为反复暴饮暴食而发胖，便会产生危机意识，想要通过治疗来改变现状。

虽然相较女性而言，男性将暴饮暴食视作疾病的概率更低，但这并不意味着男性更少出现进食障碍。因过度节食导致厌食症或暴食症的患者中，女性占比约为90%，但美国研究结果显示，暴食症患者中男女比例约为4∶6，数量相距不大。

我认为男性其实更容易暴饮暴食。女性至少可以聊聊天或痛哭一场，表达和排解情绪的机会很多，但男性受限于社会氛围，这样的机会较少。加之大家对男性的身材变化更加宽容，因此男性自然更倾向于吃东西解压。他们只是没有意识到自己的问题，我们周围其实有很多男性都经历过暴饮暴食。

那么该如何摆脱这种困境呢？首先是要敢于承认自己正在经历困难；然后便是整理情绪，寻找其他方法排解压力，渐渐便可从这种因为食物伤心、不快和愤怒的病态情绪中走出来。消极的情绪如果不能及时排解，便会一直积压直至爆发，因此在它们像气球一样爆炸之前，我们必须找到慢慢放气的方法。

你在向别人倾诉自己的苦恼时有没有听过这样的话呢？"还是忍一忍吧，不停抱怨又解决不了问题，大家的生活都很辛苦，别哭了。"

如果你曾因这些话而关上心门，那么我想对你说："因为大家都过得很辛苦所以互相倾诉吧！哭一场，骂一骂，抱怨一下，互相慰藉着一起坚持下去吧！"

小 贴 士

暴食症的特征：暴食症患者会在一天内持续不断地进食，没有计划的用餐时间；也有部分患者会间歇性暴食。他们进食的速度非常快，进食时处于恍惚的状态。暴食的原因通常是压力、焦虑感或者抑郁等。

我是食物成瘾吗

　　每当我有压力时，我就会喝淡奶油摩卡，这种条件反射令我感到吃惊。

　　心中一边幻想着马上就要吃甜甜的东西，一边陷入甜蜜的纠结中。最爱的奥利奥饼干、加满奶油的咖啡、浓郁的芝士蛋糕、甜腻的马卡龙，到底要吃哪一个呢？冲动驱使我走进奶茶店，等我回过神，发现自己已不知不觉结完了账，嘴里充斥着甜甜的饮品，心中一阵恍惚。

　　那么，我今天为什么这么疲惫呢？为什么这种时候一定会想到甜腻的食物呢？

甜甜圈、蛋糕、冰激凌和巧克力

物种进化使人类偏爱高脂肪、高热量的食物。在旧石器时代，人类需要多吃些油腻且高热量的食物才能挨过那些找不到食物的日子。

现代人类的身体和旧石器时代没有什么区别，但我们所处的环境却与过去大不相同。现在，我们只要出门，随处都可以买到甜腻且高热量的食物。数十年来，食品公司一直致力于研究能够激发幸福感和满足感，同时又能填饱肚子的美食，奶昔、甜甜圈、饼干、蛋糕、冰激凌和巧克力等应运而生，这些既能满足生存需求又能带来幸福感的美食，真是难以拒绝的诱惑。

我们喜欢喝淡奶油摩卡还有一定的心理原因。大家为什么在上班路上喜欢喝咖啡和其他饮料呢？除了咖啡因外，吸管也是原因之一。吮吸行为是人类一出生便会的生存经验，这种行为不仅可以让人获得饱腹感，还能让人产生安全感和慰藉。

此外，淡奶油是另外一个原因。人们喜欢吃甜甜圈、蛋糕、奶昔等可以在嘴里慢慢融化的食物，这是因为食品的形态，即食品的密度在嘴里发生变化的时候，我们的注意力会集中于食物本身，因此至少在吃东西的时间内注意力会有所转移，内心也会得到安慰。啊，这样看来，我喝淡奶油摩卡的理由又变多了呢！

　　能够暂时转移注意力或者增加幸福感的食物会给生活注入更多活力，但如果为了消化忧郁、不安、气愤、空虚、急躁、无聊、无奈、悲伤等情绪而将食物作为某种麻醉剂或者依赖手段，便需要引起我们的注意了，因为这很有可能发展成酒精、烟草等上瘾症状，甚至染上毒瘾。

　　陷入反复暴食和代偿行为循环——暴食后通过催吐，滥用泻药、利尿剂、减肥药或过度运动等防止体重增加——的人和吸毒者一样，都是在试图通过某种代偿行为来控制体重，逃避真实的自己，进而导致正常生活状态被破坏。那么，食物为何会变成与毒品类似的东西呢？

吃得太多也会产生耐受性

耶鲁大学食品政策与肥胖研究中心曾以 48 名不同体形的女性为对象，首先以书面问诊的形式判断其食物成瘾的程度，然后通过功能性磁共振成像（functional magnetic resonance imaging, FMRI）比较被测试者在饮用巧克力奶昔和白水时的脑部活动差异。

实验结果表明，食物成瘾程度较深的人在喝奶昔时大脑的特定部位被激活，该部位与多巴胺等神经递质分泌密切相关，被称为"快乐中枢"。这与人体在吸烟或吸毒时大脑活跃部位相同。研究人员发现，食物成瘾越严重，对进食的控制就越困难，这与体重无关。该研究结果表明，巧克力奶昔和可卡因一样，会给我们的大脑活动带来影响。

另一项研究表明，老鼠喜欢吃高脂肪、高热量食物，即便这种进食习惯使它们痛苦，它们也不会改变这种食物偏好。这与吸毒者的行为模式非常相似。以上研究结果表明，用"上瘾"来形容吃东西并不夸张。

据戒瘾研究专家介绍，无论是酒精、烟草还是药物，戒瘾尝试次数越多，最终成功的概率就越大。但"戒掉"食物是不可能的，我们不可能不吃东西，有的人一看到食物就很难控制自己，但周围的人又总是简单地认为这就是意志力的问题，随口劝一句"少吃点吧……"。因为食物成瘾而患上贪食症的人，真的有太多不得已的苦衷。

请将甜甜的感觉看作短暂的幸福吧

如何才能摆脱食物成瘾呢？过于执着、将精力集中于一件事的时候往往容易出问题。如果一个人获得快乐的渠道只有吃东西，那么人体就会产生耐受性，即使吃同样的食物，吃得多了便也不会如从前一样感到快乐，进而便会寻找更多、更刺激的食物。因此，我们要寻找可以代替进食获得快乐的载体。

虽然很多人可能想要寻找带有魔力的强大的替代载体，

但其实简单的散步就能改变大脑活动，帮助我们减少对食物的依赖。大家可以试试散步、运动、画画等休闲活动，需要注意的是，单人活动对情绪的刺激不如吃东西明显，因此建议可考虑和其他人一起开始一项休闲活动。

此外，与亲近的人聊聊天或者交流下感情也有助于抚慰悲伤疲惫的内心，分享生活中的趣事有助于消除无聊和空虚的情绪。

对我而言，淡奶油摩卡带来的快乐是短暂的，对我解决困难本身并没有什么帮助，反而是要重回现实再次面临困难的情绪更让我不快。

每当我无心写作的时候，我就会试图通过吃零食得到安慰。但是我心里清楚，如果不坐在电脑前码字，就无法按时交稿。因此，我便又开始写了。建议大家也可以将食物当作让你感受短暂甜蜜的东西，但请认真思考一下产生压力的真正原因，即便痛苦也要尝试勇敢面对！因为食物并不能真正解决我们的问题。

小 贴 士

神经性贪食症的特征：毫无节制地进食或暴食，随后有目的地采取行动以防止暴食导致体重增加。轻度神经性贪食症症状表现为每周平均发生 1—3 次不恰当的代偿行为，而更极端的形式则表现为每周平均发生 14 次或更多。

碰到事情就会突然暴饮暴食

我曾因进食障碍和抑郁症接受治疗，就在我以为自己各方面都有所好转的时候，为了见留学的朋友，也顺便去旅行，我去英国待了4周左右。但是，在跨年那天，爸爸突然给我发了信息（因为韩国和英国有8小时时差，那时韩国应该是晚上，而英国是下午）："我和你妈妈一起来日出峰旅行了，你妈妈不见了。"

时至今日，我仍忘不了那一刻的惊恐，我怕极了，给朋友打了电话，他一接起电话我就哭了，朋友吓得立刻过来陪我。之后，爸爸打来电话说他和妈妈一起吃晚饭的时候发生了争吵，妈妈一时赌气，一个人坐公交车回首尔了。事情发展到这里，一场短暂的闹剧好像已经结束了。

但是对我而言，这件事并没有结束。妈妈联系我，和我说对不起，而爸爸和我抱怨妈妈不理他，我一个人在英国急得直跺脚。

然后，我压抑了一段时间的暴食便又开始了。这里所说的暴食并不是单纯的吃得多，而是像被人操纵一样，在一种无法控制、无法调节的状态下疯狂吃东西。有的人可能觉得莫名其妙，我为什么会在那种情况下突然暴食呢？我没有和爸爸说不要再说了，没有从中调和，没有打包行李立刻回韩国，而是跑去超市，随手买了零食回来后，一个人不停地把食物塞进肚子。

这种情况对我而言并不是第一次。我大学本科的专业是戏剧与电影学，当时有个作业是写脚本然后拍成短视频，我因为陷入写脚本的压力和不安中，一次性买了几万韩元的面包，然后都吃了。听起来似乎有些莫名其妙，但其实很多人都在做这样的事。

想要逃离这个瞬间

心理撤退，通常被称为逃避现实，是弗洛伊德精神分析学说中心理防御机制的一种。心理防御机制是指个体在面对压力时，为摆脱烦恼，缓解内心不安，自觉或不自觉地采取的一系列行动。其中，心理撤退是指个体在遇到问题时，不寻找解决方案，只是一味逃避的行为。比如压力大时想睡觉，或者与他人发生矛盾后突然开始摆弄手机，等等。

大家在日常生活中做过哪些逃避行为呢？你有过备考期间无心学习，但因压力和不安突然开始沉迷于原来本不感兴趣的游戏或电视剧的经历吗？其实，就在此时此刻，我也不断在逃避和解决问题间徘徊。想写文章但又写不出来，于是便一会儿浏览视频网站，一会儿看看短信，一会儿又打开社交网站翻看。啊……码了5页纸的间隙我仿佛看了500多次手机（稍有夸张），这些行为都是在逃避。

并不是所有的逃避行为都是不好的。我从未一次性从头到尾完成过任何工作，在完成任务的过程中适当逃避有助于转换气氛，又能带来一整天的好心情。没有比惴惴不安地看电视剧更有趣的事儿了。有人说"旅行最终是为了回到现实"，从某种角度看，旅行也是一种逃避。

但无论什么事，做得"过度"就会成为问题。因为不想写作业所以吃了一个冰激凌，因为看到父母吵架自己却无能为力，所以吃了一包零食，这些无伤大雅，但如果这种行为一直反复，导致作业无法完成或暴食到影响正常生活，便是危险的信号。逃避一次可以，但一直逃避就永远无法真正解决眼前的问题。

小贴士

在心理咨询中心，治疗师会如何治疗进食障碍患者：治疗师会将被来访者拒绝的食物（如面包）重新列入食谱，并帮助他们消除对这些食物的不理性看法。治疗师也会指导来访者每天3次健康进食，并挑战来访者对食物和体重增加可能性的看法，等等。

想要及时结束逃避行为，最重要的是意识到自己正在逃避。这个方法虽然看似简单，但老实说，这个世界上没有比清楚地知道自己在做什么更难的事情了。

正在回到现实

我为什么写不出拍摄脚本就去买东西吃呢？我一直以为获得成就才能拥有价值，所以初高中埋头学习，热衷于减肥。进入大学后，这个标准似乎发生了变化，我其实对导演剧本没什么兴趣，只是想好好表现，渴望被认可。因此即便没有特别想写的故事，也还是因为想要做好而焦躁不安，于是为了暂时逃避，我选择了食物。对于习惯独自完成一切的我而言，这也许是十分合理的行为。

若想重回正轨，至少要知道自己正在逃离正常生活，还需要清楚自己为何产生这种想法，产生了哪种情绪，并且意识到自己正因逃避而暴食。

如果发现自己正在回避问题，那么下一步便是要搞清楚当下应该做什么，不应该做什么了。我为什么放下吵架的爸妈不顾，一人在英国暴食呢？回想当时，我似乎产生了极大的无力感，这种无力感中又包含着某种掌控感，即只要我从中调和，他们的争吵便可以结束。正是因为我觉得自己明明可以控制局面但却没有去做，所以感到更加无力和自责，从而陷入了暴食。

　　但回过头来看，当时的我其实没什么可以做的。如果我因为妈妈生气便立刻从中调和，强迫他们结束争吵，即便爸妈当时不吵了，这件事也会成为他们以后吵架的话柄。我当时唯一能做的，便是用爸爸赞助的钱在英国尽情游玩，适当安慰一下难过的爸爸和愤怒却不想让我担心的妈妈。

　　如果大家也觉得自己正在遭遇困难，很害怕却不知该怎么办，想要通过食物来逃避现实的话，不如从自己立刻能做到的、简单的事情做起，果断放弃那些眼下不可能完成的任务。

　　另外一个建议是给自己设定一个逃避的限度。在写这篇文章的间隙，我也在视频网站上浏览了很多无用的视频，但是我同时也给自己设定了目标，即何时该回归写作。人生充满了我们需要完成的任务，偶尔迷路无妨，但有些事一定是你不做，便无人能代替你去做的。

眼前的高山可能会让人感到迷茫，鼓起勇气迈出第一步或许很艰难，但是不要太担心，只要努力翻过第一座山，后面就一定会柳暗花明。

怎样才算是进食障碍呢

进食障碍并不为大众熟知，这个词不仅晦涩难懂，有时甚至连患者自身也无法清楚描述症状。因此很多时候，大家对此只是有所耳闻，并不知道具体指的是什么。

就在我苦思冥想该如何用简单的语言向大家描述这种心理疾病的时候，健身房一位正在向教练诉苦的女士给了我答案。

"教练，一想到不该吃肉就更想吃，哎，这可怎么办呀？我还要减肥呢……"

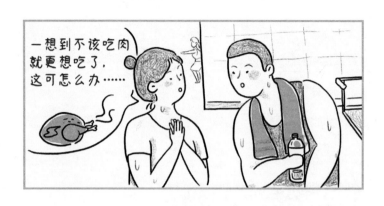

　　因减肥而患上进食障碍的人一般都在过度控制饮食。可是，越是控制就越想吃，脑海里不停出现那些不能吃的东西。过于严格控制饮食会产生逆反心理，有时一整天都会想着想吃的东西。自己不能吃就去看吃播，看到别人吃下自己想吃的食物，神经就会更加紧绷。

　　并不是所有减肥的人都会走上进食障碍的道路。有很多人为了迎接夏天决定减肥，严格控制饮食，甚至尝试过吃后又催吐的办法，但转念一想，又觉得这不是自己想要的，这样下去身体会出问题的，因此便中途放弃了。

　　但是当减肥和苗条的身材对一个人很重要时，他就很容易患上进食障碍。这些人认为只要变胖人生就会失败，只有苗条人生才有价值。大家曾经有过这种想法吗？

执着于减肥的原因可能来自个人，也可能来自社会文化。有的人想通过减肥来获得爱和认可，这是因为他们所处的集体认为苗条的身材更有价值，于是他们便出于对集体的归属感或者来自集体的压力而热衷于减肥。当一个人极度压抑自我需求，过度看重苗条身材时，就很容易患上进食障碍。

进食障碍自我诊断清单

《韩国饮食状态检查表》(*Korean Version of Eating Attitude Test-26*) 是以 1979 年大卫·M. 加纳 (David M. Garner) 和保罗·E. 加芬克尔 (Paul E. Garfinkel) 设计的摄食状态自测表为蓝本翻译并在韩国推广的标准化检查，常用于诊断进食障碍患者的厌食症症状、对节食减肥以及苗条身材的偏执程度等。

请认真阅读以下26道题，并根据"从未或偶尔（0分）、多数时候（1分）、经常（2分）、总是（3分）"为自己打分。

1. 害怕变胖

2. 即使感到饥饿也不吃东西

3. 对食物很执着

4. 曾经无法控制地暴食

5. 喜欢把食物分成小块儿食用

6. 习惯在了解食物的营养成分和热量后食用

7. 不吃面包、土豆等碳水化合物含量较高的食物

8. 别人好像喜欢我吃得多

9. 吃了又吐

10. 吃东西后会有强烈的负罪感

11. 无法抛弃想要变得更苗条的想法

12. 运动时会计算或思考运动消耗掉的热量

13. 别人觉得我太瘦了

14. 无法抛弃认为自己太胖了的想法

15. 吃饭时间比别人长

16. 不吃含糖食品

17. 为了控制体重吃减肥食品

18. 认为食物正在控制自己的人生

19. 为自己对吃东西的自制力感到骄傲（刻意炫耀）

20. 感觉别人在强迫自己吃东西

21. 在食物上花费了很多时间和精力

22. 吃了甜食后心里不舒服

23. 为了减重尝试运动或其他方法

24. 感觉胃是空的

25. 喜欢吃没吃过的油腻食物

26. 吃饭后有想吐出来的冲动

请大家按照标准为自己打分并算出总和。女性 18 分、男性 15 分以上，则有进食障碍倾向；女性 22 分、男性 19 分以上，则有可能已经患有进食障碍，建议接受专业治疗。心理咨询指南详见进食障碍应对指南。

第二章

心灵的饥饿感

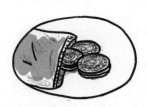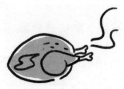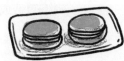

如何忍住不吃夜宵

"一到晚上就想吃夜宵，该怎么控制自己呢？"

"你晚上不怎么吃吗？"我周围经常有人问这样的问题。每到这时，我一般会反问："为什么一定要忍住不吃？"

众所周知，不吃夜宵、晚上 6 点后禁食等是健康的饮食习惯，但却不是绝对不能违反的规则。晚上吃点东西并不一定是坏事，也不一定会发胖，但吃完东西立刻睡觉就可能会对肠胃造成负担。我几乎每天晚饭后到睡前的间隙都会吃点零食，而且每周大概有一两次到家很晚，基本要晚上 11 点才能吃上饭或者才能开始煮拉面。

但如果一到晚上就习惯性地吃很多，无法控制地狼吞虎咽，或者吃完东西后极度后悔，就可能损害健康，需要引起注意。如果出现以下情况可能需要提高警惕：

第一，日程不规律，每天只有晚上有时间吃饭。有很多人白天工作繁忙，无法按时吃饭，晚上到家紧绷的神经放松下来后便开始胡吃海塞。肚子饿的时候吃东西往往会比平时吃得更多，因此，针对这种情况，建议大家一定要坚持三餐按时吃，早饭、午饭不能不吃，晚饭要吃饱。有的人喜欢晚饭后配上下酒菜小酌一杯，那么可以考虑晚饭吃饱后，吃点下酒菜当零食，尽量不要喝酒。因为一旦喝起酒，自制力便会下降，所以不要自以为可以控制酒后食量。

第二，白天节食饿肚子，一到晚上就前功尽弃。这个时候需要考虑自己是否在超负荷减肥。人体在未摄入相应量的食物时，会通过大脑不断发出吃东西的信号，减肥后暴食、暴食后剧烈运动或催吐等长期反复很有可能导致进食障碍。因此，如果你正在超负荷减肥，请立即停止，如果需要帮助，请寻找专业人士。

第三，所有情绪都通过食物来消化。"前天因为心情不错喝了一杯，昨天因为生气喝了一杯，今天因为孤独又喝了一杯。"这句话充分体现了依赖酒精的过程，食物也一样。当然，食物能给我们带来很多安慰，和大家一起吃东西也很快乐，这绝对不是坏事。但是正如前面所说，如果所有情绪的发泄口都是食物，那就要关注自己是否食物成瘾。情绪波动很正常，但要注意不要用食物来消化一切情绪。

每晚都暴食

从事服务行业的珍雅最近很怕回家，因为她讨厌自己总是以暴饮暴食来结束一天的生活。她每天起床第一件事便是告诉自己"今天不要暴食啦"，但是下班路上一想到空荡荡的家，寂寞和空虚便涌上心头。她问自己，这么认真地生活究竟是为了什么？每天面对顾客时笑脸相迎，可是自己为什么却这么痛苦？

虽然今天想通过其他方式来发泄一下情绪，但又不敢向家人和朋友倾诉，她担心是不是自己太矫情了，父母也有烦心事，向他们倾诉会不会让他们更加烦心。和自己不同，社交媒体上的大学同学、高中同学们似乎都在四处社交，过得很幸福。

在地铁里翻了好几遍聊天软件上的通讯录，珍雅没有联系别人，最后还是点了辣炒肥肠和烧酒，又是以暴食结束一天。

珍雅心中有个疑问："辛苦的人应该不止我一个，其他人都是如何排解孤独的呢？"

小 贴 士

神经性贪食症的诊断标准：1. 反复发作的暴食。发作时食量明显大于大多数人，并且感觉无法控制进食。2. 反复出现不恰当的代偿行为以预防体重的增加，如自我引吐，滥用泻药、利尿剂或其他药物，禁食或过度锻炼。3. 暴食和不恰当的代偿行为同时出现，并且出现频率维持在 3 个月内平均每周至少1 次。4. 自我评价受到体形和体重的过度影响。5. 没有显著的低体重。在实践中，绝大多数患者的体重在健康范围内。

孤独竟如吸烟一样有害健康

如今的韩国，单人家庭约占家庭总数的1/3，孤独似乎是家常便饭。不知大家是否曾感觉到"独自一人，好像没有人理解我"？

在英国，从 2018 年 1 月开始，体育部部长兼任英国首位"孤独大臣"（Minister for Loneliness）。由此可见，孤独感已经严重到需要国家治理的程度，但是仍有大部分人还未意识到孤独对生活的影响有多大。从前的我也只有笼统的认知，并不清楚孤独究竟会带来什么具体影响，直到我为了写这本书，翻阅了大量资料和研究成果。

主观上，感觉自己孤独的社会孤立感对健康的有害程度被认为仅次于高血压、缺乏运动、肥胖、吸烟等。一项关于社会孤立感对肥胖影响的调查结果显示，"在社会上感到被孤立"的人比"想要和大家共事"的人要多吃两倍以上的巧克力曲奇。

其实，珍雅的故事离我们并不远。我经常遇到因为独自生活而极度远离人群，或者虽然和家人一起生活但与家人关系疏远，进而患上进食障碍的人。暴食经常发生在倍感孤独的时候。我也曾这样，即使和家人在一起，也经常觉得孤独，生病或难过的时候也没人能照顾我、支持我。每当孤独袭来时，我经常独自暴食。

人类的孤独感也可以通过进化论来解释。在野兽出没、天灾人祸不断的原始环境中，只有相互团结才能过上安稳的生活，讨厌孤独的人在优胜劣汰中存活下来，他们的基因又世代相传。因此，在失去与他人的联系时，我们的大脑会发出"孤独"的信号，警示我们为了安全应尽快行动起来。

孤独难耐的我们

大家有没有经历过将让自己难过的事情倾诉给某人后，感到慰藉的瞬间呢？

在我每天因抑郁和暴食痛苦的时期，有一次和一个朋友在首尔圣水洞咖啡厅聊天，突然间我不知不觉地讲出了自己的故事。在此之前，我患进食障碍的事情只有心理医生和男朋友知道，我从未向任何朋友倾诉过。

当时，虽然我和这个朋友相处得很融洽，但我们却仅有几次会面。不知哪里来的勇气，我向他吐露了自己的心声，他默默地听着，然后给我讲了他因抑郁接受过心理治疗的故事。

当时具体聊了什么我已经记不太清了，但是那种温暖和得到安慰的感觉让我至今难忘。

从那以后，我渐渐开始参加团体心理治疗，开始对其他朋友一点点讲述自己的故事。从前因孤独和空虚而战栗，不停地把面包和零食塞进肚子里的我，从没想过有一天能轻松地讲出自己的故事。不相信能被人理解、陪伴的我，在那次经历后，逐渐打开了心扉。

相信现在大家面前有很多阻碍，例如无论何时只要动动手指就能送货上门的外卖，担心讲出来会招致反感或奇怪眼光的恐惧，习惯自己解决困难的惯性和不耐烦……不如尝试抛开这一切，向一个人敞开心扉，只要你肯留心观察，就会发现我们都是孤独难耐的人类。

分不清究竟是因为肚子饿还是伤心

　　大家知道自己平时的情绪如何吗？我经常向来咨询的人问这样的问题："所以您现在心情如何呢？""那时候是什么心情呢？"

　　听到这里，很多人都很慌张，仿佛我在问"你来自哪个星球"这种离谱的问题。

　　"心情吗？我也不知道，只是很痛苦。"这是很多人的回答。

压抑感情就像进食毒药

相信大家都听说过情商（emotional intelligence，EQ）很重要这样的话。所谓情商，简单地说就是理解、区分自己和他人情绪的能力，这种能力通常在家庭、朋友和社会关系中自然形成。

没有人一生下来就会用伤心、难过、生气来表达自己的情绪。孩童时期，当我们因玩具被哥哥抢走而哇哇大哭时，奶奶会走过来安抚道："哎哟，我们的××很伤心呀。"这种读懂并共情的行为让我们意识到原来自己在伤心难过。经过无数次这样的过程，我们才能分辨并认知自己的情绪，究竟是愤怒、伤心还是无聊。

反言之，如果有人不仅没有理解你，反而指责并要求你控制这些自然而然产生的情绪，你会感觉如何呢？

"你为什么这样不成熟？""憋回去，别哭了。"如果反复听到这样的话，我们就会选择压抑而不是认识和感受自己的情绪。

"不，我不能因此感到愤怒，那样我就变成心胸狭窄的人了。"

渐渐地，从前从别人那里听到的话就会变成我们对自己说的话。

情商不仅与我们建立的所有关系（包括父母和子女、恋爱、朋友、社会关系等）有关，还与生活质量关系密切。研究结果表明，认知自己情绪能力越强的人，暴食的可能性越小。只是感受自己的情绪就能减少暴食，是不是很神奇！

疲惫的时候，食物一定能带来一些安慰，至少在吃东西的瞬间，今天犯下的小错误、上司的指责和明天的工作似乎都暂时与我们无关了。难过的时候寻找食物，是本能的行为，如果你正因为今天下班后点了辣炒年糕吃得肚子胀，请不要感到自责。请从现在开始和我一起寻找战胜食物成瘾的其他办法吧。

等一下，请先停下来

在大家的思维模式中，情绪和食物之间已建立了非常紧密的联系，因此，我不建议大家立刻切断这种联系，只要尝试淡化它就够了。

想要淡化这种联系，懂得静静体会自己的情绪十分重要。想要暴食的时候先尝试停下来问问自己："我现在的心情如何呢？心里不舒服，是因为今天没有努力工作而羞愧吗？还是因为工作没做好被批评了而伤心呢？"

孩童时期，我们曾期待父母能读懂自己的心情，而现在，这件事该由我们自己做了。在一定程度上意识到自己的情绪后，让我们来想一想为了改变这种状态和心情能做些什么吧！

"被上司折磨了一整天，太累了。吃东西也不能抚慰我受伤的内心……到底该怎么办呢？"

对此，建议大家试试自己可能会喜欢的其他活动。比如，给朋友打电话吐吐槽，享受下自己的业余爱好，悠闲地散个步或者泡个澡，等等。请尝试寻找自己身心真正需要的东西。

有时候即便这样仔细思考并付诸实践，最后还是会选择食物。因为想要寻找到如食物般能带给我们强烈满足感的其他东西，是需要无数次试错的。

如果我们曾在想要暴食时联系了家人或朋友并成功控制住了想吃东西的冲动，便会形成一种经验，这样的经验持续累积，我们就会自觉意识到通过食物来解决问题对自己的身心绝不是好事。这样一来，当下次再遇到类似的情况时，我们就会变得更加从容。

"现在吃一份辣炒年糕肯定能感觉好一点，但是吃完胃会不舒服，心里会自责，心情肯定会变得更差……不如像上次一样和朋友联系一下吧。"

很好，这就是淡化和食物联系的过程。

如果尝试了一个人泡澡、思考、写日记、小酌却还是没有明显好转，就有可能再次走上暴食的道路。这时候，请想一想我们是不是需要他人的安慰或理解。单人活动可以使我们暂时摆脱压力、转换心情，但这种刺激并不强烈。不如将今日的伤心、开心、难过和委屈，向你真正想获得安慰的对象倾诉出来！因为大家真正渴望的不是食物，而是他人的理解和安慰。

和妈妈吵完架一定会暴饮暴食

高中生佑珍每次和妈妈吵完架都要吃好几袋零食才能入睡。第二天早上，看到满地狼藉的零食袋，妈妈便又开始唠叨，虽然她不懂佑珍为什么要吃零食。

"自己说要减肥，还让我给你买那么贵的鸡胸肉和轻食便当，现在怎么又吃这么多零食？我绝对不会再送你去瘦身俱乐部了！吃完东西又不收拾，你再这样干脆自己搬出去住吧！"

早上一睁眼就听到妈妈的唠叨，佑珍仿佛挨了当头一棒，她非常烦躁地吼道："你到底想怎样啊！我又没让你帮我打扫，别管我了！"

听到佑珍这样说，妈妈就更生气了。她气冲冲地问佑珍为什么对妈妈这样说话，说自己不需要佑珍这样的女儿，以后别想管自己要钱了。此时的佑珍又想起了炒年糕、火鸡面等有刺激性、饱腹感强的食物。佑珍为什么一和妈妈吵架就暴食呢？

妈妈的话比什么都让我难受

大家觉得我们的大脑能明确区分身体上的痛感和心理上的痛感吗？美国一项研究结果表明，治疗头痛、牙痛和生理痛的泰诺林（主要成分对乙酰氨基酚）有助于缓解心理上的痛感，这是因为感受身体和心理痛感的中枢位于大脑相似的位置，如果身体上的痛感有所缓解，心理上的痛感也会随之减弱。我们习惯将离别的痛称为"心痛""揪心"等也是类似的道理，离别会让人感受到与身体上的痛感相似的痛苦。

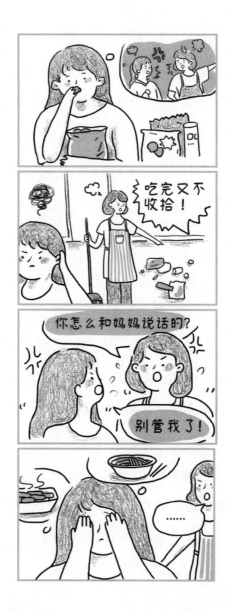

同理，我们的大脑很容易混淆饥饿和空虚。也就是说，当我们在感到内心空虚或孤独时更想吃东西并不是件傻事。

那么，佑珍暴食前的心理活动是怎样的呢？原生家庭对我们与他人建立关系的影响很大，即便我们成年后，不与父母生活在一起，这种影响仍在。对于仍需监护人给予身体和心理保护的青少年而言，父母言行带来的影响只会更大，因为父母把我们带到了这个世界，给了我们生命，自我们出生起便与我们建立了重要的联系。

我在硕士学位论文中曾就父母的否定和拒绝对子女暴食行为的正相关进行了论证，与劳拉·L.汉弗莱（Laura L. Humphrey）的研究结果一致。

佑珍减肥是为了获得朋友们的关注。她按照别人的办法吃魔芋饭、轻食便当、鸡胸肉，还缠着妈妈给她办了健身卡，但是减肥并不像想象中那么容易。本来是为了得到认可而开始减肥，非但没什么效果，反而让她更想吃东西，而且一吃就停不下来，佑珍感到十分绝望。

但是妈妈在问过女儿为什么减肥，为什么吃零食，吃完东西有多自责后，并没有感到很担心，只是单纯批评她的行为。再加上听到妈妈赶自己出去，不需要像她这样的女儿后，佑珍感到自己的存在被妈妈否定，更加伤心了。她本来就是因为想向朋友们证明自己，才坚持忍住不吃炸鸡和比萨的，没想到本应最了解自己的妈妈也不理解她，她感到无比孤独，仿佛这个世界上只有她一个人。

我的女儿为什么会这样

其实妈妈也不是真的想要佑珍离开家。开始减肥后，佑珍敏感易怒，还嚷着要去健身锻炼，点昂贵的轻食便当，妈妈不懂女儿为什么这么任性。减肥嘛，正是爱美的年纪可以理解，但看到女儿每天都表现得对很多事情不耐烦，零食袋乱扔一气，妈妈就又气又难过，所以吼了出来。

但还是孩子心性的佑珍很难分辨妈妈究竟是不喜欢自己的行为还是在否定她的存在。而且，妈妈也像佑珍一样，从未从父母那里获得过理解和共情，因此即便理解佑珍为什么减肥，既没有余力，也不懂该如何理解佑珍的心情。对佑珍而言，母亲的拒绝理解加剧了她情绪上的空虚和饥饿，加之因为减肥而强忍的食欲突然爆发，她便想吃更多热量高、饱腹感强的食物。

相信现在大家知道为什么有的人一和妈妈吵完架就想暴食了吧！发生这种情况时不要自责，要清楚这是大脑无法区分心理上的空虚和生理上的饥饿而导致的。尝试主动讲出希望身边的人理解自己，这会让自己获得比想象中更大的安慰。

小贴士

如何区分情绪性饥饿与生理性饥饿：情绪性饥饿来得很突然，而生理性饥饿是循序渐进出现的。因情绪性饥饿而吃是为了满足大脑的需求，伴随着烦躁的情绪状态；而因生理性饥饿而吃是为了满足肠胃的需求，伴随轻微的浑身没劲等生理状态。情绪性饥饿是在特定的情绪状态下渴望特定的食物（如巧克力、芝士汉堡等），在恍惚的状态下进食，意识不到进食量，吃饱了还想吃；而生理性饥饿的食物偏好是灵活的，其他替代品的可接受度很高，在清醒的状态下进食，会考虑到进食的次序等因素，感觉吃饱了就会停下来。

第三章

减肥

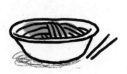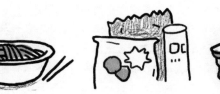

减肥难道不是意志力的问题吗

如果你曾经历节食减肥，哪怕只有一次，就一定能理解那种越是控制，越想吃东西的心情。明明是不太喜欢的食物，但只要看到有人在吃，就莫名其妙地想吃；喜欢看各种美食图片和吃播，坚持了半天却因一个小小的诱惑又开始暴食……别说减重了，决定减肥之后反而比之前更重，进而因此更加自责。食欲为什么总是能战胜我们的决心呢？

最容易暴食的状态

减肥时食欲变好真的是因为"意志力薄弱"吗？美国著名营养学家安塞尔·基斯（Ancel Keys）曾在二战时期以美国明尼苏达大学 36 名健壮男性为对象进行实验，前 3 个月提供正常饮食，后 3 个月供食量减半，同时要求实验对象每周步行 35 千米。这些之前完全没有体重问题，且对食物也不太关心的实验对象会出现什么样的变化呢？

神奇的是，他们在饥饿的后 3 个月，对食物表现出了极大的兴趣。食物是他们聊天时的主要话题，有的人甚至做梦都梦到食物、料理和料理方法，其中有 13 名实验对象表示以后想从事餐饮相关工作。他们变得十分爱惜食物，每次吃东西前仿佛在床上进行庆祝仪式，然后狼吞虎咽地吃东西，生怕有残渣留下，整天嚼口香糖，喝咖啡或者茶。

实验结束后，"减肥"的阴影仍在他们身上持续了一段时间。有的人即使恢复到原来的食量也仍不满足，一位实验对象表示，即便肚子撑到爆，撑到想吐，也还是感到饥饿。这和我们的减肥经历是不是很像？

这种现象可以用大脑和激素的相互作用来解释。人体通过激素来调节食欲，饥饿状态下，胃黏膜会分泌胃促生长素，当足够量的胃促生长素到达食欲控制中枢下丘脑时，大脑就会发出要求进食的信号。相反，饱腹状态下，内脏脂肪会分泌瘦蛋白，向人体发出不要再吃东西的指令，我们的身体就是通过这样的机制来合理调节食欲的。

但如果我们某一天突然果断、高压地命令自己："不能再吃了，每天只吃 1000 千卡热量的食物！"

这意味着，即便身体因饥饿发出进食指令，也会被执着于减肥的主人所无视。此时人体便会启动紧急机制，减慢新陈代谢、减缓心跳、堆积脂肪，全力保存剩余热量，同时再次释放强烈的要求进食的信号。因此，减肥其实是对我们的身体宣战。

在这种情况下，我们吃相同的食物会感受到比以往更大的快感。食物摄取与大脑奖赏机制关联密切，食物能够刺激大脑分泌多巴胺，多巴胺使人感到愉悦。如果人体长期处于控制饮食或饥饿状态，会导致将进食视为快乐的"快感机制"更加发达，换言之，如果未能摄入足够营养，人体会趋于疯狂地渴望食物。

所以，我经常会对过度减肥的患者说："你们的身体正处于会暴饮暴食的状态！"

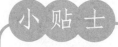

瘦蛋白和食欲的关系：瘦蛋白，是脂肪细胞的 ob 基因表达分泌的一种蛋白质激素，对下丘脑摄食中枢具有有效的调节作用。瘦蛋白会关闭刺激进食的神经元，并打开抑制进食的神经元。瘦蛋白水平下降时，大脑会收到暗示，然后重新打开刺激进食的神经元，关闭抑制进食的神经元，增强进食冲动。

请千万不要太狠心

想要摆脱进食障碍，最重要的是恢复人体的自然机制，即饥饿和饱腹感的反应机制，便可以放下对食物的执着。

"规律三餐，可适量吃零食，对于想吃的东西不要过于控制。"

每当我对进食障碍患者说出这样的建议时，几乎所有人都会大吃一惊："那样我会一整天都在吃东西的，想要减肥不该是这也不能吃，那也不能吃吗？这样吃下去再长胖怎么办呀？"

当然，如果是一直严格控制食量的人，可能会如基斯的实验结果一样，在回归正常后，食量会较从前有所增加。但根据包括我在内的很多人的亲身经历，"一会儿晚上也能吃，明天早上也能吃"的想法明显会冲淡"现在马上要吃光"的欲望。

压抑和禁止必然会引起反抗。假设如果有人命令你"从现在起不要吃面包和零食了"，那么大家可能会较平时更多地想起它们，且随着时间的推移，对面包和零食的渴望会愈发强烈，甚至做梦也会想着吃蛋糕。无论是什么，人类喜欢凭借自由意志来选择和控制，而不是受他人强迫或禁止。因此，当我们感到自主选择权受到侵害时，就会产生强烈的想要抵抗、恢复自由的愿望。在社会心理学范畴，这种现象被称为"心理抗拒"（psychological reactance），这也是为什么越不让做的事情反而让人越想做。

我们的身体会坚决抵制节食减肥，因此下狠心减肥的结果一定是失败。所以建议大家要摄入身体必需的营养，避免"限制过多"的减肥方式。规则越多，越容易失败，还会让自己产生自责，承受过大压力。

如果有人和我说想要减肥，我会劝他尽量不要尝试。只要不是因为健康问题需要控制饮食，尝试减肥本身就如基斯的实验一样，会使人对食物更加执着和渴望，也许不减肥才是最好的办法。

当因减肥而痛苦的来访者完全放弃控制食量后，他们对食物的执念不自觉地消失了："真的太神奇了。从前我无论是学习还是与人见面，基本一整天都在想食物，可是现在一想到随时随地都能吃，想吃东西的欲望一下子就没有那么强烈了。从前处于无法控制的暴饮暴食状态，现在即使看到、吃了，也感到很从容了呢。"

减肥越来越难

　　即将毕业的大学生贤雅最近在吃东西和减肥之间一直纠结。本来要认真准备资格证考试，但一想到刚刚吃下的高热量泡芙，就无法集中精力；本来和朋友约好出去玩，但一想到出去要吃高热量食物，就不愿与朋友联系了。贤雅从 23 岁开始一直在减肥，开始的时候只是因为周围朋友都嚷嚷着要减肥，她觉得自己也没什么特别的优点，能苗条一点总是好的，便跟着开始减肥了。

　　第一次减肥很成功，她差不多 1 个月没吃晚饭，体重自成年以来第一次到了 49 公斤，周围的朋友羡慕不已，纷纷向她取经，她突然感到了前所未有的关注。因为不吃晚饭，她经常非常饥饿，但却很享受这种饥饿感，她自认为苗条会让大家更喜欢她，因此便更加专注于减肥。

就这样开始了暴食

就在周围的关注逐渐消失时，贤雅像往常一样抱着基本不吃晚饭的心态和朋友出去玩了。朋友们点了炸鸡……不知不觉，她突然发现自己正狼吞虎咽地吃着炸鸡，她吓了一跳，慌忙放下了手中的炸鸡，但她明白，自己今晚的食量早已超出之前预设的标准，自责和悔意瞬间涌上心头。

从那时起，贤雅便陷入了减肥和暴食无限重复的旋涡。每次暴食后便制订更加严格的减肥计划，但原本几个月一次的暴食变得愈发频繁。虽然她每天都在制订减肥计划，但很快就崩溃了，她的心情被体重所控制，一会儿开心不已，一会儿又痛苦不堪。

明明开始的时候很轻松，可现在却总是挡不住食物的诱感，贤雅对这样的自己感到失望。现在的她比减肥前更胖，连和朋友站在一起的自信都没有了，体重只有 49 公斤时期的关注早已离她而去，她甚至觉得朋友和同学们虽然在她面前没说什么，但心中肯定觉得她也不过如此。

现在的她也像曾经自己的朋友一样，看到周围苗条的人就会一直观察他们是怎么减肥的，平时吃什么，都吃多少。贤雅需要的是新的减肥方法吗？

减肥是为了自我满足吗

每当有像贤雅一样，因为无法忍受减肥和暴食反复折磨前来就诊的患者，被问到为什么要减肥时，大部分的回答都是："为了自我满足。虽然周围人没有说什么，但我希望自己更瘦一点。"

我一般会点点头，然后追问道："好的，我可以理解你的心情。现在请想象你独自一人生活在无人岛上，这时候你还会选择像现在一样减肥吗？"

大部分人无法轻易回答这个问题，即便是立刻回答"还是会选择减肥"的人，也会露出若有所思的表情。因为只要认真想想便会发现，减肥其实只是为了在社会上获得认可或者爱。

　　试想，如果贤雅在减肥成功时没有获得他人的羡慕和关注，她还会执着于减肥吗？正是因为可以获得爱和认可，所以才拼命控制食欲，忍受饥饿的痛苦，把减肥当成自己的义务。

　　大家经历过减肥吗？或许现在正在减肥吗？相信翻开这本书的人一定至少有过 1 次以上决心减肥的经历。虽然减肥的人很多，但有的人选择在身体可承受的范围内减肥，有的人却像贤雅一样超负荷减肥，甚至影响了正常生活。那么差距究竟在哪里呢？

不知道如何才能被爱

　　人人都渴望被认可，都希望在与家人、朋友和伴侣的关系中充分感到被爱，但这比想象中要难得多。不善于表达的人一般很难直接要求别人爱自己或承认自己渴望被爱，在这种情况下，人们就会开始寻找可以获得别人肯定的办法，毕竟渴望被爱是人类的本能，我们没有其他退路。所以贤雅在认为自己没有特别的优点时，选择了减肥，对其他人来说，获得认可的方法也可能是学习、运动或者工作。

但这时就会出现进退两难的情况。减肥和学习、运动、工作相似，是独自努力的行为。举例来说，如果一个人一边说想要得到父母的关爱，一边却突然开始减肥、努力学习或者工作，大家觉得怎么样呢？虽然看上去可能有些陌生，但现实生活中很多人都在试图通过这种方式获得关注，这也说明了在一段关系中直接表达自己的想法有多难。

因为想要获得爸爸的关注而去减肥？有减肥、学习、工作的时间为什么不多和爸爸在一起聊聊天？你现在才这样想吗？你们的家人、朋友和爱人是不是也有类似的心情呢？

本来是因为渴望被认可而开始减肥，结果却变成了独角戏，真是有点讽刺……开始暴食后，对食物的执着越严重，就越无暇思考原因，满心只想着减肥。无论朋友们在聊什么，心里只想着卡路里，害怕外出就餐，拒绝和家人一起吃饭，渐渐就被孤立、被疏远。

这种时候，建议大家直接说出自己的想法：不管体重多少，无论是什么样子，都请爱我、认可我。只有感受到被爱，才能慢慢放下对减肥的执念。如果你正忙于工作、学习或减肥，对身边重要的关系视而不见，请停下来认真地思考一下，自己真正想要的究竟是什么。

小 贴 士

暴食症的诊断标准：1. 反复发作的暴食；发作时食量明显大于大多数人，并且感觉无法控制进食。2. 暴食发作与下列3项（或更多）有关。①进食速度比正常时快得多。②进食直到撑得难受为止。③在没有饥饿感的时候大量进食。④因进食太多感到尴尬而单独进食。⑤进食之后厌恶自己、感到抑郁或非常内疚。3. 在3个月内平均每周至少出现1次暴食。4. 反复出现的不恰当代偿行为，并非仅仅出现在病程中。

吃了又吐好像就不会变胖了

　　《青春时代》是我非常喜欢、反复重温的电视剧，剧中韩胜妍饰演的郑艺恩总是很在意自己的体重，每次吃东西时都很自责。和朋友们一起吃炒年糕，她会突然惊呼："我怎么吃了这么多？怕不是疯了吧！"然后立刻放下叉子。她家的冰箱里经常放着减肥果汁，她时时刻刻都在测体重。这种吃完东西后又自责的情况也经常发生在我们周围。

"今天吃多了，又该长肉了。"

"最近肚子好像鼓出来了，怎么办呢？"

"我最近长胖了，正在减肥。"

"不是，不能再吃了，我怕长胖。"

相信大家在家里、工作单位、学校或是朋友聚会时一定听到过上面这样的话。

减肥和自责的恶性循环

我曾经尝试过各种减肥方法，高中时几乎不吃东西，复读时控制自己每天只吃 1000 千卡热量的食物。大学后我开始暴食，体重比减肥前还要重，我又试了只吃葡萄柚、鸡蛋和面包的丹麦减肥法，禁食 16 个小时、正常进食 8 小时的间歇性禁食减肥法……媒体上提过的减肥方法我都尝试过。

当然上述这些我都没能坚持下来。我曾连续 3 天严格控制饮食，只吃葡萄柚、鸡蛋和面包，可到了第 4 天又开始暴食。有时候 1 天都坚持不下来，到了晚上就开始狂吃面包和零食。我经常自责，好像这一切都被自己搞砸了，为什么别人都能成功，只有我无法控制自己。

早上醒来想到自己变胖了，就再次决心严格控制食量，可是有时半天都不到就开始暴食，然后又陷入自责……有好几年，我都是在这种恶性循环中度过的。

正如前面提到，大部分人减肥都会以失败告终。2015 年韩国国民健康营养调查报告显示，近 1 年内曾努力减肥的 1687 人中，仅有 15.4%，即 260 人成功减重。此外，美国心理学会曾就 31 种减肥方法进行调查，结果显示经历过减肥的人中有近 2/3 体重不减反增，成功减重的人极少，大部分人体重维持不变。

《重新思考瘦：减肥的新科学，以及节食的神话和现实》（*Rethinking Thin: The New Science of Weight Loss-And the Myths and Realities of Dieting*）的作者吉娜·科拉塔（Gina Kolata）在接受《新闻周刊》采访时曾说过这样的话：

"减肥市场可以说是在贩卖梦想。梦想本身并没有错，但问题是我们不该用梦想来折磨自己。"

半信半疑中开始催吐

来接受咨询的秀英说，因为男朋友喜欢苗条的身材，所以她开始减肥，她以为只要自己瘦下来，男友就会更爱自己。她忍住不吃东西瘦了下来，但不知从何时起她开始无法控制自己，一到晚上就开始暴食，甚至连减肥前基本不吃的零食、面包、巧克力等现在也吃得起劲。

由于担心自己变胖，再加上日益浮肿的脸，她十分痛苦，反复地问男友和家人："我胖了吗？我看起来奇怪吗？"

有一次，她和男友约好见面，在前往约定场所的路上，她透过橱窗的镜子看到了胖胖的自己，最后她编了个借口，说自己身体不舒服，取消约会哭着回了家。她不想被别人看到自己肿胀的脸，也害怕男友看到变胖的自己感到失望。

后来有一天，她在减肥咖啡厅接触到简单催吐的办法。刚开始还有些忌讳，但"忍住暂时的痛苦就不会长胖"的句子吸引了她的眼球，就这样，她在半信半疑中开始了催吐，然后逐渐适应，后来甚至连吃东西的时候都算计着怎么吃才容易吐。

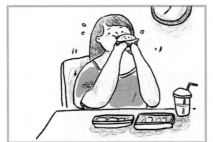
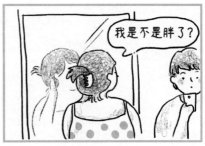
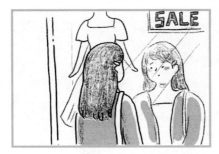
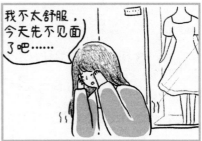
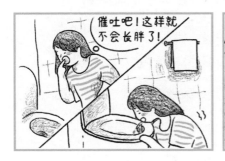
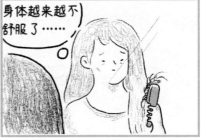

此后的 5 年里，秀英都是在催吐中度过的。开始还只是在暴食后催吐，但渐渐地，她对所有食物都产生抗拒，每顿饭后都会催吐。秀英就这样把自己孤立了，因为害怕被发现，她开始不见人，偶尔和男友见面，也会独自跑到洗手间偷偷吐完后再若无其事地出来。

她感到自己的身体越来越差，脸总是浮肿，下巴关节在咀嚼食物时很痛，脱发也好像更严重了。每个催吐后的夜晚，她都为涌上心头的复杂情绪痛苦不已，经常哭着入睡。她月经停止，浑身乏力，每天心力交瘁。在这种情况下，我见到了来接受治疗的秀英。

为什么只有我减肥失败了

重新开始规律进食后，暴食和催吐的频率降低了很多，但秀英仍然经常对我说这样的话："看社交软件上大家都漂亮又苗条，减肥也都成功了……我真的很气馁，我为自己催吐感到难过，难道只有我一个人意志力薄弱，只有我很奇怪吗？"

她还说："难道大家不是都喜欢又羡慕明星的身材，想要变成那样吗？我周围大部分的人都这样。您总是说人们没有想象中那么在意别人的身材，道理我懂，可是没有过切身体会。老实说，我看到路过的人，也会在心里想这个人的腿好粗、肚子上肉好多，这种身材怎么能穿那样的衣服呢，等等。"

秀英也是在和家人、男友谈过几次后才明白了无须为过度减肥而催吐的道理，意识到过度减肥正在给自己和周围的人带来巨大压力，给生活带来不好的影响。

但即便如此，秀英仍时常感到不安。

"因为不再暴食和催吐，感觉身体健康了很多，也没有那么累了，但任由食物消化让我非常不安，好像不能这样……我感觉自己很快就会长胖。现在我知道催吐有多不好，也知道即使吐了也不会吐干净，因此不再催吐了，但总觉得吃完饭好像要做点什么。"

主张"减肥就是靠意志力"的人们仍在为减肥制定条条框框，诸如减少碳水化合物，多吃蛋白质，晚饭后禁食，早餐要吃得像皇帝一样好，坚决不吃垃圾食品和面食，等等，搞得如果不遵守规则，就仿佛自制力不足一样。可是这些规则越多，想要减重的人负罪感便会越重。

小贴士

神经性贪食症和暴食症的区别：神经性贪食症为暴食过后采用极端的行为（如自我诱导性呕吐、过度锻炼等）防止体重增加形成的恶性循环。暴食症的特征是周期性暴食，但不会经常性采取清除行动。

有的减肥中心打着"3 个月内必减 10 公斤"的旗号销售减肥产品，同时又要求消费者几乎不吃东西。习惯了这种模式的进食障碍患者，如果突然听到"想要摆脱进食障碍，就无须控制食物种类，按时吃三餐"这样的话，就会感到近乎恐惧的不安："老师，他们说我绝对不能吃这种东西，我不能吃。"

请不要再折磨自己了

有益健康的食物摄入过少也会对身体造成不良影响。由于严格控制饮食，最后导致身体机能出现问题的情况屡见不鲜。

此外，暴食还会造成经济上的损失。买减肥食品要花钱，暴食时买平时不能吃的东西也要花钱，伙食费一般是正常人的两倍，有时会高达 10 倍，甚至还会出现信用卡负债的情况。每当看到这样的患者，我都感到非常惋惜。相信我在因进食障碍接受治疗时，医生大概也是这种心情吧！

我不认为暴食、催吐、挨饿、过度运动、过度减肥等折磨自己的行为是单纯的意志力问题。我们周围因为减肥而出现上述问题的人多得超出想象，如果很多人都为了减肥不顾身体、心理健康，甚至不惜掏空钱包，那么我们便不该怪减肥的人，而应该重新审视整个社会环境对苗条的评价，以及赋予了苗条身材怎样的社会价值。

　　如果你现在仍被暴食、催吐、减肥强迫症所折磨，请立刻停下来并寻求帮助。时至今日，我的身体仍有一些后遗症。反复暴食、催吐的时间越长，关节就会越脆弱，体力越差，牙齿受损越严重，消化器官受到的伤害越大，这些都是不可逆的损伤。真心希望大家能早日摆脱这种恶性循环。

为什么一开始减肥就变得抑郁

　　我做咨询时经常会经历神奇的事情。饮食不规律、连续数月或数年反复节食和暴食的人，真的非常容易陷入抑郁。这些患者不仅看起来局促不安，有时连对话也很困难。但在接受几次治疗，开始慢慢地、有规律地进食后，便会神奇地展现出完全不同的面貌——对话清晰易懂，仿佛变了一个人，互动也更加顺畅，整个人看起来更有生机。

　　类似的事例在生活中也很常见。假设电影中的主人公决心减肥，那么接下来的剧情会如何呢？情绪起伏大，因为一点小事便生气的情节一定会出现。所谓"小事"无非是被路人挤了一下，或者因为工作，午餐时间推迟了 5 分钟等从前完全不会在意的事情。体力急剧下降或抑郁、发呆的场景也大概率会出现。

意志无法战胜激素

我曾读过一篇名为《希望老婆千万不要再减肥了》的文章。文中的妻子开始减肥后经常歇斯底里，每天都要问丈夫好多次自己是不是变瘦了，陪伴一旁的丈夫看着无法控制情绪波动的妻子，写下了这篇文章。

这种现象在前面提到的基斯实验中也能看到。健壮的男性实验对象在进入半饥饿状态后，开始变得不安并出现抑郁症症状，做事难以集中精力，性格越来越内向，甚至有两名实验对象为退出实验而折断自己的手指关节。

从前因为女性和约会话题熬夜闲聊的实验对象们在实验期间变得对约会毫无兴趣，甚至对牵手等亲密接触也感到厌烦，性欲下降更是预料之中。有的实验对象从厨房偷糖果吃；有的实验对象在商店完全失控，狼吞虎咽地吃了很多饼干、零食和开裂的香蕉。

我也曾因反复节食和暴食而异常敏感。妈妈看到我饭后马上就开始吃零食，便说了句"休息一会儿再吃吧"，我顿时非常生气；妈妈劝我多吃点，我也极度讨厌；有时妈妈做了我不想吃的饭，我会直接拒绝吃饭……（妈妈，对不起！）所幸现在的我已经对吃东西这件事不是很在意了，大家也都说我什么都吃，从不挑食。

当有和我妈妈经历相似的家长过来咨询时，我经常会听到下面的话：

"我女儿开始减肥后真的变得很奇怪，原来明明是个善良听话又能说会道的好孩子，现在却经常一句话不对便开始发脾气，之前因为我给她盛多了饭就大发雷霆，我真不知道该怎么办才好了。现在我一见到女儿就觉得坐立不安。她怎么会变成这个样子？"

血清素是一种调节心情的神经递质，它的分泌与我们的饮食有很大关系。据说，约有 95% 的血清素是在肠道中产生的，肠道是除大脑之外唯一能分泌血清素的器官。一项关于肠道与抑郁、不安、孤独症关系的研究结果表明，人类的心情在很大程度上由吃什么东西，以及吃了多少决定。

血清素分泌失调会导致没有胃口、食量急剧下降或像被什么东西迷惑了一样暴饮暴食。因此，在抑郁症临床诊断中，"无意中体重明显减少或增加""我最近吃得太多或太少"等问题会经常出现。

世上没有不好的食物

减肥使人不幸的原因还有一个。这个世界上关于减肥和饮食的信息非常多，我们在吃东西时要考虑热量和营养成分，要区分是否有助于减肥，还要考虑进食时间。我们掌握这样的知识越多，吃饭就越令人感到痛苦。从前什么也不考虑就吃下的零食，现在一看到，脑海中就浮现出代表热量的卡路里数字，甚至连曾经令人心动的脆皮炸鸡也变得恐怖起来。

心理学家保罗·罗津曾警告称，过于在意自己的饮食可能对健康不利，与食物相关的诸多信息和禁忌正使厨房笼罩在恐惧和不安中。我也认为，与其因只想吃健康食物而承受压力，不如适当地吃自己喜欢的东西、幸福自在地生活更有益健康。

以色列魏茨曼科学研究所（Weizmann Institute of Science）计算机工程师伊兰·西格尔（Eran Segal）进行的实验结果显示，有的实验对象在食用以含糖量较低而闻名的番茄后血糖急剧升高，有的实验对象则出现吃寿司比吃鸡蛋后血糖值更高的情况。这说明，并没有绝对健康的食品。

大家今天又听到了哪些关于食物的信息呢？从谷蛋白到咖啡、益生菌、巴西莓、巴西栗、牛油果油……"多吃这种食物可以减肥""这种食物脂肪含量高""这种食物有抗氧化效果，要多吃"，等等，太多信息充斥在我们周围。但再好的食物，如果不适合自己，就不会对健康和减肥有帮助。我们每个人的肠道菌群、年龄、体脂率、运动习惯、生活习惯都不相同，盲目听从所谓"适合所有人"的减肥建议反而会损害大家的身心健康。

我从前也有很多忌口的食物，食谱要坚持以红薯、沙拉、水果、杂粮饭和鸡胸肉为主，在吃所谓"不利于健康"的食物时感到非常自责，每次只吃一点点。但我真的健康吗？那时的我生理期非常不稳定，关节因营养不足而受损，稍微活动一下就筋疲力尽。反而现在零食、面包、炸鸡、比萨等都适量吃一些的我，感到了前所未有的健康，当然也找回了吃东西的乐趣。

不要错过一起享受幸福的机会

　　减肥的痛苦之一便是感到和他人一起吃东西越来越不舒服，随着饮食限制越来越多，渐渐拒绝聚餐，社会活动也开始受到限制。

　　法国美食家让·安泰尔姆·布里亚－萨瓦兰（Jean Anthelme Brillat-Savarin）1825 年在《好吃的哲学》（*Physiologie Du Goût*）中提到，能否一起享受美味对夫妻关系是否和谐有决定性的影响。这句话适用于包括夫妻关系在内的一切关系。拒绝一起吃饭就等于失去了一起享受幸福的机会，这使人感到孤独和被孤立。

除了令人抑郁的节食减肥，有没有既可以适当吃东西，又能控制体重的方法呢？巴西坎皮纳斯州立大学的研究表明，适当运动会刺激控制饱腹感的神经机制，增加瘦蛋白和胰岛素等抑制食欲的激素的分泌。也就是说，运动除了能促进能量消耗，还有助于调节饱腹感，抑制食物摄取。因此，与其控制饮食，不如和大家一起开开心心地吃一顿，然后再适当地运动一下吧！

小 贴 士

进食障碍产生的社会原因：追求苗条的社会压力有力地影响了人们（尤其是女性）对饮食的态度。如果这些压力只是追求正常体重和保持健康带来的，则不会如此危险。然而，所谓的"理想体重"远远低于一般女性的健康体重，女性因此形成了消极的体像认知。这导致她们过度节食。不幸的是，过度节食为冲动性暴食创造了条件，而暴食又导致产生负面情绪甚至更低的自尊。

让我吃不下东西的原因

第二部分

● 在工业化导致食品产量急剧增加之前，女性的丰满身材曾成为美丽的象征。但工业化以来，肥胖开始成为底层居民的问题，加之减肥产业的发展，减肥迅速流行，时尚界也逐渐开始推崇苗条身材。

● 减肥（diet）源于希腊语 diaita，原指维持健康的生活方式，而非以减重为目标的饮食习惯调整。

● 我之所以摆脱了进食障碍和减肥的折磨，不是因为我变瘦或变胖了，而是因为我把标准制定在了我认为更重要的地方。大家都在按照什么样的标准生活呢？这个标准又是谁制定的呢？

● 如果大家正被泛滥的减肥广告所吸引，不妨仔细想想自己今天为何不安。

● 请面对被发脾气、被讨厌、被嫉妒，自由表现出自己的失落，然后建立牢固的关系吧。别再用减肥、工作来躲避，向建立健康的关系再迈进一步！

第四章

对苗条的执念

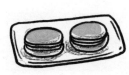
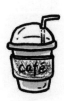

我的朋友都很瘦

　　2018 年，一项针对 1600 余名 20—59 岁韩国人的调查结果显示，有 61.9% 的人经历过或正在减肥，可见减肥是件多么日常又普遍的事情。

　　每到夏天我们就会听到各种关于减肥的故事：办公室里经常会聊到有关"身上的肉"的话题；节日家庭聚会上围绕"体重"的聊天内容也是必不可少，谁变胖了、谁又瘦了、怎么减肥等关于身材的各种讨论层出不穷。随着这些讨论越来越多，减肥自然就变成了一种社会压力。

提倡厌食（Pro-Ana）# 极度瘦削 # 一起勒紧吧

青少年对于减肥的追求则更加苛刻。大家听说过"Pro-Ana""极度瘦削"等表达吗？"Pro-Ana"是代表赞同的单词"pro"和意为厌食症的单词"anorexia"组成的缩略词，是提倡和羡慕厌食症的人创造并使用的词语。"极度瘦削"是指非常消瘦的身材。"一起勒紧吧"是社交媒体上崇尚追求"骨感美"的群体分享极端减肥方法时使用的标签，这种追求病态苗条的倾向在青少年中尤为突出。

我在读初二的时候就曾想过减肥，虽然没有付诸实践，但一直对体重和身材十分关心。有个同学曾因假期喝中药成功减肥10公斤而成为大家谈论的焦点，那时人人都想着减肥，谈论体重问题也是很自然的事情。

高中的情况也差不多，虽然正是该认真学习的时候，变胖不可避免，但体重问题依然成了我和朋友们的烦心事。觉得自己变胖了，晚上就去操场跑步或跳绳，也经常和其他朋友比较身材。

小学六年级到初三正是身体发育的时期，韩国教育部2019年发布的学生健康检查抽样统计显示，小学六年级女生的平均体重约为46公斤，初三女生的平均体重约为55公斤。3年内体重增长约20%，加上激素分泌变化带来的体型改变，这个年纪的孩子很难适应自己的身材变化。加之周围的孩子们对这种变化感到神奇又陌生，经常讨论关于身材的话题，致使女孩们更难接受与从前不同的自己。

与此同时，偶像明星们又频繁地出现在媒体上。偶像明星的年纪越来越小，他们一般10岁出头便开始准备，20岁之前就正式出道。正处在青春期的孩子们开始把和自己年龄相仿的偶像明星作为某种标准，想在同龄朋友间获得认同的欲望也非常强烈。

偶像明星无论身高多少，女性大部分都不会超过50公斤，而初一女生的平均体重都有50公斤。孩子们想拥有偶像明星们一样不现实的体重。他们无法分辨媒体镜像和现实生活，将偶像明星们的体重和身材视为现实目标。

社交媒体也发挥了一定作用。调查显示，经常使用社交媒体的人比不经常使用的人更容易受到好身材照片的刺激而决定减肥。不仅是明星，连普通人也追求毫无赘肉的完美身材。因此，"我也要像他们一样吃轻食便当减肥吗"的不安感就会进一步扩大。社交媒体在我们生活中所占的比重越大，我们就越会觉得应该遵守那个虚拟世界创造的标准。

小 贴 士

多重才称得上肥胖：肥胖（obesity，体内脂肪过多导致体重明显超出正常范围）可通过体重指数（body mass index，BMI）来判断。世界卫生组织将体重指数等于或大于 30 视为肥胖，中国则将此数值等于或大于 28 视为肥胖。体重指数的计算方法是体重（公斤）除以身高（米）的平方。

营造不安氛围的减肥营销

在这样一个减肥之风盛行的社会里，我们该采取什么样的态度？真的一定要减肥吗？

当代人大多已经拥有了生活必需品，因此，企业想要创造新的商品价值，就需要营造种种不安感。举例来说，如果你已经拥有电视机、洗衣机和冰箱，短期内对这些产品的需求就没有了。这时企业就会结合现有商品增加新功能，强调你所拥有的和新产品的不同之处，如"为时尚达人量身定制的×××""×××，尽享便利生活"等，这些广告语会让人产生"如果我没有就不够时尚，别人都有只有我没有"的不安感。

减肥产业也是如此。真正因为健康开始减肥的人十分有限，因此想要创造出更高的商品价值，就必须要营造出诸如"走红的人都比你们苗条""想要生活在这个时代，就一定要坚持自我管理"等危言耸听的不安气氛。只有这样，才会吸引本来没必要减肥的人购买减肥产品、美体服务等。

此外，媒体上也有很多令人羡慕的对象。明星们的身材经常登上新闻头条，被议论纷纷。"腰围 20 寸，蚂蚁腰认证""减重 10 公斤，男性魅力爆棚""让人忘记年龄的完美吸睛大长腿"……从某种角度来看，明星们拥有"不现实"的完美身材是理所当然的，如果他们身材普通，我们也不会心生羡慕。

曾连续减肥 14 年的女团"褐眼女孩"（Brown Eyed Girls）成员金孝珍（JeA）在网络综艺《强势的 my way》上说过这样的话：

"其实艺人减肥是因为会得到某种形式的补偿，比如拍海报、广告等，所以才有减肥的动力。而且艺人一般都要在短时间内迅速减肥，如果用金钱衡量的话，大概要损失2000 万—3000 万韩元，基本上一个半月谁都不能见……既要花钱又要花时间，而且非常累。平凡的上班族能做到吗？我觉得不可能。"

注意！不要盲目跟风

我们需要用批判的眼光来看待媒体。我们为了赚钱而努力工作，忙碌一整天后只有下了班才勉强有时间运动，而如果赶上加班，别说运动了，连休息的时间都不够，有时还要通过食物来解压，和朋友们一起吃大餐或小酌一杯，互相慰藉。

所以，把自己和明星作对比是毫无道理可言的。他们为了保持身材放弃了正常的生活，坚持三餐只吃沙拉，我们绝对无法模仿，也无须效仿。

虽然我不太赞同减肥产业和娱乐产业的营销方式，但在商业社会，为了创造需求而赋予商品价值是理所当然的事情，因此，不该一味地指责某个产业本身。但我认为，正如欧洲发起对"骨感模特"审美的抵制一样，我们有必要对这种现象进行一定程度的限制。

青少年正处于无法分辨媒体人物形象和现实生活的阶

段，在媒体上过于频繁地接触此类信息会导致他们为了获得认同而盲目跟风。如此一来，便出现了鼓吹"拥护厌食"、追求"极度瘦削"的现象。

我们不该一味责怪孩子们，而应制定一套有效的引导方案。过度节食、暴食或催吐等行为会给身心留下后遗症。包括我在内，很多人都曾在青少年至成年期间因进食障碍饱受折磨，我遇到过很多因此而痛苦的患者。因此，青少年群体中提倡厌食、追求极度瘦削的趋势更令我感到十分惋惜和难过。

我不想再被人叫"胖猪"了

影视剧中身材不苗条的女性角色经常被视为不幸的代表，她们不苗条、不漂亮，常常成为别人以怜悯为由冷嘲热讽的对象。电影《美女的烦恼》中女主角汉娜身材不好时，人前被无视，人后被嘲笑。《我叫金三顺》中的三顺和《无理的英爱小姐》中的英爱也因胖胖的身材被人说三道四：

"我讨厌手不好看的女人，你这是猪蹄吗？"

"最讨厌胖子。"

不只是东方，这样的设定在西方也很常见。英剧《肥瑞的疯狂日记》(*My Mad Fat Diary*)的女主角瑞因为肥胖，同龄男孩经常明目张胆地对她说：

"猪女人，看到你就想吐。"

美国电影《难道不浪漫》（*Isn't It Romantic*）第一个场景便是通过讽刺的手法展现了这个事实。女主角娜塔莉虽然年轻但是肥胖，在她沉迷于茱莉亚·罗伯茨主演的浪漫喜剧时，妈妈却坚定地对她说：

"别做梦了，那只是电影。永远不会有人拍关于我们这种女人的电影。知道为什么吗？因为一定会很可悲。电影院得在爆米花上洒满抗抑郁症的药，否则观众会自杀的。"

小 贴 士

进行催吐和滥用泻药等代偿行为的并发症：1. 代谢方面。电解质紊乱，表现为低钾血症、低氯性碱中毒、低镁血症等。2. 胃肠道方面。引发胰脏炎，胰腺肿大伴随血清淀粉酶增加；造成食道和胃被腐蚀，导致肠道功能紊乱。3. 口腔方面。牙齿因反复呕吐被胃酸腐蚀，特别是前牙位置。4. 神经方面。疲乏、无力，轻微的器质性脑综合征表现。

可惜的是，类似指责对于上述影视剧中的女主角来说稀松平常，而且她们对自己也总是不满意，经常想减肥，试图通过暴饮暴食逃避现实。她们在幻想中仰慕帅气、受欢迎、有能力的"白马王子"，这些场面通常是作为搞笑情节出现的。

以担心为由的指责和嘲讽

过度减肥以致影响身体健康的患者在讲述自己经历的时候经常会说，自己开始减肥的契机是童年听到的各种指责和不好的评价，这些指责和评价只因他们的体重超过了所谓的"标准体重"。有人在上学的公交车上曾听到同龄孩子说"喂，大象要过去了"，有人在路上曾被人说"像猪一样"。

来自亲人们的指责和评价也是原因之一。诸如"你减减肥吧，女孩子这样怎么能行呢"等毫无负担、像打招呼一般脱口而出的关于身材的评价，以及"减减肥一定很漂亮，你怎么就不减呢"等假借担心之名的指责，在女孩们的心中慢

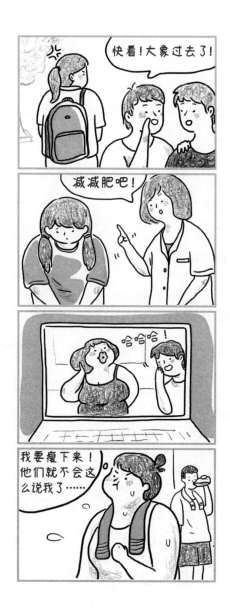

慢堆积。

"只要减肥就不用再听那样的评价了""我想让嘲笑我的人看看我瘦下来的样子"……肥胖的人仿佛成了笑柄，可以被人毫无顾忌地指责。

综艺和搞笑节目经常以贬低肥胖女性为噱头，不符合大众审美标准的女性会利用自己的身材创造笑点，我们对这些再熟悉不过了。

但仔细想想，这其实非常奇怪，就像善与恶一样，身材被划分了明确的界限，肥胖变成了"不好的东西"。

《卡路里与束身衣》（*Calories and Corsets*）的作者路易丝·福克斯克罗夫特（Louise Foxcroft）曾说：

"我们憎恶肥胖，特别是涉及外貌的时候。出于健康考虑而担心肥胖问题完全是另外一回事。"

仔细想一想便发现，我们指责肥胖不仅仅是出于对健康的担忧，露骨歧视肥胖的人们认为"肥胖"等同于"没有价值""意志力薄弱""懒惰""迟钝""没有魅力"等。

憎恶究竟从何而来

这个问题与历史上如何看待肥胖有很大关系。初期的基督教信徒否定性欲、食欲等肉体欲望，将其视为需要战胜的对象。因此，他们将超出维持人体正常运转的多余脂肪视为罪恶。有观点认为 13 世纪欧洲年轻女性的死亡率较高正是受这种观念影响而禁食、节食导致的。此外，18 世纪的法国大革命也是因饥饿的市民不满奢侈、虚荣、肥胖的贵族而爆发的，肥胖在当时被认为是浪费和贪婪的象征。

但在工业化导致食品产量急剧增加之前，女性的丰满身材曾成为美丽的象征。近代以前，女性的主要社会分工是生育和家务劳动，因此人们认为女性丰满代表健康，有利于生儿育女。这种审美倾向在雷诺阿、伦勃朗等西方著名画家的作品中也很明显。

韩国在日本殖民时期，西方文化涌入之前，也曾把丰满的下肢作为女性审美的标准，朝鲜时期画家申润福的《美人图》就是证明。但工业化以来，肥胖开始成为底层居民的问题，加之减肥产业的发展，减肥迅速流行，时尚界也逐渐开始推崇苗条身材。

减肥源于希腊语，原指维持健康的生活方式，而非以减重为目标的饮食习惯调整。但对减肥产业而言，只是维持健康可持续的生活方式是不能创造财富的，它们便将发胖的人塑造成了"失败者"，说他们不幸、迟钝、没有魅力。这种形象描述令当代人感到不安，人们担心自己变胖后会被无视，被人厌恶，过上不幸的生活，因此便纷纷掏腰包开始减肥。

不是为了减肥才运动的

韩国 SBS 电视台曾播出过一部很有意思的纪录片，名为《肥胖的悖论》，片中提到，通常超重被认为有害健康，应尽快减肥，但很多研究表明，即便超重，但只要血压正常，依然可以保持健康。

20 世纪 90 年代以来，关于肥胖的人反而比瘦人更健康的 "肥胖悖论"（obesity paradox）开始在各种研究中出现，现在仍众说纷纭，但可以肯定的是，相较于瘦弱且肌肉量不足的人，超重但肌肉量充足的人明显更加健康。

如今媒体对身材较胖的女性的否定声音依然存在，但也出现了一些打破固有观念的女性。韩剧演员金敏京曾大大方方地表示自己并不是为了减肥才运动，演员朴娜莱也以自己健康的身材为傲。

但遗憾的是，媒体在制作节目时仍会将这些人与减肥联系起来，丑化他们减肥失败的样子。即便如此，我依然对未来充满希望。美国歌手莉佐（Lizzo）曾说："如果我能发光，那所有人都能。我生来如此，我就是长这样的。"希望有更多人像莉佐一样，无论身材如何，都能自信地展现自己的魅力。

妈妈说女人一辈子都要自我管理

　　小学教师素贤每两天要和妈妈通一次电话，每次通话都令她非常不舒服。她与妈妈的通话内容通常是这样的：

　　"素贤啊，你还记得你初中时的朋友敏智吧？她妈妈说她瘦了很多呢。听说她们从医院开了药，看来那药效果不错呀。敏智马上就要结婚了。你最近瘦了吗？最近没有吃夜宵吧？你要不要也试试那个减肥药？"

　　妈妈总是通过讲别人的故事来提减肥的事，素贤无力反驳，便只好转移话题草草带过：

　　"我不怎么吃夜宵，也没时间吃。最近赶上期末，工作很多，下班很晚……"

素贤的话还没说完就被妈妈打断：

"所以你最近有交往的人吗？你的条件比敏智好多了，小学老师多难当啊！但是想结婚你还得减减肥，我倒不是说你胖，可你看起来也不瘦。素贤啊，女人一辈子都要自我管理的，只有这样……"

妈妈的唠叨令素贤心烦不已，无论说什么，最后的话题都是减肥，这让本就在学校忙碌一整天的素贤更加疲惫。

素贤甚至开始后悔，她不该按照妈妈的愿望选择成为一名小学教师，她不知道妈妈究竟是真的关心她，还是只是想让她变成能在别人面前炫耀的"苗条又漂亮"的女儿。话虽如此，但素贤还是动了减肥的心思，她决定今晚只吃沙拉。

我说这些都是为了你好

我听很多同龄朋友和来接受咨询的女孩讲过类似的故事。有太多妈妈想操控女儿减肥，想决定女儿的恋爱、婚姻、职业和回家时间，而女儿们觉得如果自己不听妈妈的话，就仿佛背叛了生养自己、一辈子操劳的妈妈一样，内疚之情油然而生。

妈妈们究竟为什么想要控制、干涉女儿，想让女儿按照自己设想的路线生活呢？在妈妈们长大成人的 20 世纪七八十年代，社会赋予了她们结婚和生儿育女的义务，当时大学毕业或就业后马上结婚生孩子被视作理所当然，她们一辈子都为孩子而活。这样的妈妈看着与自己很相像但是更年轻的女儿会产生怎样的心情呢？如果自己毕生爱护的女儿苗条又漂亮，能在社会上受到欢迎，自己牺牲奉献的岁月便仿佛有了回报，即想要通过女儿得到的关心和认可来获得代偿满足（substitute behavior）。

此外，妈妈们还希望自己的女儿能更成功，担心女儿不如别人，所以便不断按照自己的想法劝说女儿。当听到忍无可忍的女儿抱怨"不要再说了"的时候，妈妈们便会说：

"我说这些都是为了你好，除了我还有谁会管你？"

无论女儿多大，妈妈们始终认为她们是自己的一部分。因此，妈妈们便以"我的女儿我最了解"的心态，事事介入，干涉女儿的生活，仿佛女儿取得的成就属于自己，强迫女儿按照自己认为正确的方式生活。但其实孩子们在青少年时期便形成了自我意识，是独立的个体，可是妈妈们却不断越界。这样便会导致母女间的冲突。

小 贴 士

代偿满足：一般指目标实现的过程中受阻，通过替代目标去达成最初的目标，以获取满足感。替代目标和最初目标相似度越高，达成后的满足感就越强。

妈妈应该有自己的人生

那么，孩子们在妈妈想要越界的时候应该怎么做呢？以母亲的身份干涉或控制女儿的身材、恋爱、生活等，却要求女儿一直默默承受，是不值得提倡的。妈妈是妈妈，我是我，我掌控自己的人生并为此负责，这也是为妈妈着想，毕竟妈妈无法对女儿的一生负责。

素贤妈妈向她提出的一切要求都是妈妈认知范围内的成就与满足，与素贤无关。如果素贤按照妈妈的意愿，吃药减肥，然后嫁给条件不错的丈夫，她就真的会幸福吗？

不能再放任妈妈通过自己获得代偿满足，只有这样，女儿才能从自己的人生中感受到价值。虽然这个过程会很艰难、很痛苦，但母女之间的情感分离是十分必要的，一味满足妈妈的期待，才是任由妈妈干涉自己生活的不负责任的行为。

可能有人会认为，再怎么说也是自己的妈妈，怎么能无情地抛弃呢？我想说明的是，我并不是要求大家断绝与妈妈的关系，而是要尝试在与妈妈划定界限的同时，理解并接受她们的心意。

我对妈妈们没有恶意，在当前的社会环境里，她们只是希望自己的女儿不要被任何人看不起。她们也曾经历相同的人生，因此认为最好的办法便是满足这些条件。从某种意义上说，妈妈们也是社会攀比成风现象的受害者。

朝仓真弓和信田沙代子在《我决定不再做听话的女儿了》这本书中讲道：

"对于妈妈们而言，从'好吃的东西'中汲取能量，然后不停地抱怨只是一种习惯。她们活在一种以为自己的女儿永远年轻，永远都在自己圈子里的幻想中。妈妈们肯定没有错，可我们也没错。"

素贤应该这样坚定地对妈妈说：

"妈妈，我不想减肥。我很健康，而且对自己的身材很满意，希望您不要再强迫我了。在您看来，减肥和结婚或许很重要，但对我而言并不是这样。我想过自己想要的人生，想见我喜欢的人，想和一个无论我是胖还是瘦都喜欢我、珍惜我的人在一起。"

但无论如何一定要理解妈妈的心意，请不要忘记说下面的话：

"我知道您只是希望我更好，我懂您的心意。谢谢您，我爱您。"

减肥不是会变得更健康吗

在减肥公司经常会听到这样的话：

"请寻找您的美丽。"

"减肥吧，为了更自信、更美好的自己。"

"健康的习惯带来自尊。"

这些话让人觉得，仿佛减肥可以培养自信心，甚至可以让人更加健康。但只要你尝试过减肥，或者曾见过周围人减肥，就会发现这些话的漏洞。

减肥真的会改善健康状况，提升自信心吗？这种自信会持续多久呢？为什么大部分减肥都以失败告终，甚至会导致增肥呢？为什么各种减肥食品和减肥项目都很昂贵呢？

被改编成电视剧的小说《节食王国》（*Dietland*）讲述了因肥胖而被人嘲讽、看不起，一直饱受自我厌恶折磨的女性结识女权团体后心态发生变化的故事。这部小说赤裸裸地揭露了减肥项目的真相，通过内部人士的笔记，展现了减肥机构是以何种方式欺骗消费者并进行包装的：

"密歇根那些胖子女权主义者正举着'爱你自己的身体'的牌子在我们诊所门外高喊……我们找个什么'为了健康'的宣传语回应吧……如果我们以死亡率为依据，就不能反驳她们所谓满足于现实的鬼话，找几位医学专家在媒体上搞搞宣传也不错。"

有害健康的减肥药

曾经流行的减肥秘诀或许在当时看起来非常合理，但其实很荒唐可笑，有些甚至会严重危害健康。

19 世纪时人们曾为了减肥吃肥皂、粉笔和酸黄瓜。

19世纪初，英国诗人乔治·戈登·拜伦（George Gordon Byron）提出连续几天只喝醋和水的减肥方法风靡一时；19世纪中后叶，法国医生让·贝尔戈尼曾建议希望减肥的男性坐1个小时的电椅。

现在我们熟悉的减肥方法大多起源于20世纪初。1928年出现了建议每天摄入600—750千卡热量的减肥疗法；1938年则将每日建议摄入热量降至400千卡；到了1977年，甚至开始流行禁食的极端方式，但这种方法因钾元素摄入不足导致心律不齐，引起大量死亡，被迫于1年后中断。

其他商业目的也会助长减肥之风。美国烟草公司（American Tobacco）好彩香烟（Lucky Strike）的销售广告中曾出现"吸烟有助于减肥"的内容：

"放下手中的糖果，来一根好彩香烟吧。"

受此影响，20世纪四五十年代美国女性吸烟人数急剧增加，但后来证实，知名的菲利普·莫里斯烟草公司（Philip Morris Companies Inc.）曾在香烟中添加了食欲抑制剂。

此外，体重计制造公司的营销策略也发挥了一定作用。

19世纪70年代开始出现测量人体体重的体重计。第一次世界大战后，家用体重计开始普及，在家测量体重变得容易，人们也因此更加关注减肥。

"一动不动便可拥有令人羡慕的身材"等广告语让人心动，减肥药品市场因此迅速扩大。虽然很多药品副作用十分大，有些甚至直接危害健康，但人们对减肥的渴望无比迫切，因此便不顾风险开始服用减肥药。

20世纪初，治疗甲状腺功能减退的药物被广泛用于减肥；20世纪50年代起通便药盛行。苯丙胺（amphetamine）在因各种副作用被列为禁药前，曾被称为"妈妈小帮手"，甚至是常见家庭用药之一。此外，20世纪90年代因可能导致心脏瓣膜损伤而停止销售的芬芬（Fen-Phen），2004年因增加高血压、脑中风和死亡风险而禁止销售的麻黄（ephedra）类药物，含有致癌物砷（arsenic）、毒性物质士的宁（strychnine）的减肥药，商陆（pokeberry）制成的催吐剂和通便药等都曾作为减肥药被广泛使用。

减肥失败是消费者的错吗

2016 年的一项研究结果表明，韩国减肥市场份额约为 7.6 万亿韩元，其中减肥医疗（减肥手术、药物）约占 1/4，达 1.9 万亿韩元。有的人即使吃得不多，也会服用增强饱腹感、抑制食欲的药物。但食欲抑制剂其实只适用于体脂过高或肥胖患者服用，且连续服用不能超过 4 周，长期服用将导致食欲抑制效果减弱，药物依赖性变强，还可能会出现失眠、抑郁、免疫力降低、心脏功能下降等副作用。

但即便明确提示了副作用，人们依然会选择减肥手术或药物。《节食王国》中的主人公曾说过："我和所有的减肥商品消费者一样，明知注定会失败，却仍把失败的责任归结于自身。"人们即使减肥失败，也只会责怪自己，然后再去寻找其他方法。减肥公司将成功事例包装成广告大肆宣传，将失败归结于消费者"意志力薄弱"，并借此营利。

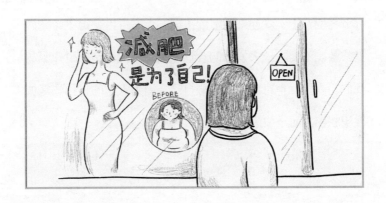

　　《节食王国》中曾说："缓慢、长期的减肥项目无法吸引新的顾客……大家都想要立刻见效，每天只吃 850 千卡的办法才能带来他们想要的效果。他们在开始的几周内会迅速减重，而且还会沉迷于体重计上每天变小的数字，即便这种情况不能一直持续，他们也只会怪自己。"

　　此时此刻，减肥公司和媒体依然在不停制造"只要减肥成功，人生就会一帆风顺""减肥是为了自己"的幻象。请千万不要被这些虚假的糖衣炮弹迷惑，不要把自己的人生寄托在减肥上。

各位女士，欢迎来到节食王国。大家可以变得更漂亮、更苗条。不要吃让人发胖的食物来玷污身体，请忍耐并服从我们的安排，也可以稍微厌恶自己。因为大家的目标不是被欲望驱使，而是成为别人欲望的对象。

——《节食王国》

小 贴 士

食欲和下丘脑的关系：在进食过程中，下丘脑中的两个部位调节着人们的摄食反应。下丘脑的外侧核是进食中枢。在心理学家的动物实验中，如果用弱电流刺激下丘脑外侧核，那么刚进食过的动物又会不停地进食。下丘脑腹内侧核是厌食中枢。在实验中，如果用弱电流刺激这个部位，那么动物会对它面前的食物不感兴趣；如果损坏这个部位，那么动物则会表现出食欲旺盛的状态。

第五章

渴望被认可

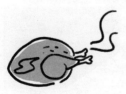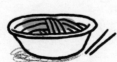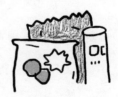

我想美得毫无瑕疵

　　电视剧《我的 ID 是江南美人》中的玄秀雅特别在意自己的外貌，为了美貌赌上了一切。秀雅小时候因为贫穷，总是穿得脏兮兮的，所以经常被别人嘲笑，有过一段痛苦的回忆。有一天，她穿着干净整洁的衣服去学校，变得十分漂亮的她立刻得到了同学们的关注和称赞，大家都因此喜欢她了。一直渴望被关注的秀雅因此认为，只要自己变得漂亮又可爱，就会赢得别人的关注。

　　从此以后，秀雅便开始学习能够获得别人认可的"特定模样"，她错误地认为，想要被爱就必须具备女性"应有"的一切品质。

"想要被爱就必须漂亮、可爱，而且还不能意识到自己漂亮，要乖巧但不能太聪明。要经常微笑，懂得附和，善良亲切……"

秀雅告诉朋友们说自己本来就是易瘦体质，即使吃了也不会胖，但其实她为了不变胖付出了很多努力，她会偷吃减肥药、催吐。但她以此为耻，认为这会给她的形象造成负面影响，因此一直努力不被别人发现。

但后来她的秘密还是在学校传开了，秀雅很受伤，她开始不去上课，把自己关在房间里，因为她再也听不到别人羡慕她吃了也不会胖，称赞她是自然美女、漂亮又出众的话了。她没办法接受别人知道真实的她是什么样子的，没办法失去别人的喜欢和羡慕。

哥哥说体重超过 60 公斤就不是女人

大家觉得电视剧过于夸张了吗？我认为完全没有。生活中，我也经常听到关于我长相和身材的议论。无论我是否愿意，不管议论我的人是否和我亲近——我有时甚至会听到陌生人的评价。虽然最近这种现象有所好转，但在听过无数咨询者的故事后，我可以肯定，社会上关于外貌的指责和评价仍在继续。

看起来完美无缺的人真的不会面临指责和议论吗？我见过太多外貌漂亮的女性向我倾诉自己有多么不完美，这真令人心寒。

面对这样的女性，直接指责她们低自尊，要求她们爱自己，是非常不对的行为，我们不能责怪成为别人评价对象的女性。社交媒体上有很多看起来完美无瑕的女性，她们展示着自己纤弱又性感，生育后依然美丽动人的形象。

只有艺人或网红才有这样的经历吗？在我问出"为什么开始减肥"这个问题时，大部分人的回答如下：

"我在学校做课题展示时，比起展示内容，同学们和学弟学妹们都更关心我是否变瘦或变胖了。"

"我的姑姑、爷爷、奶奶、舅舅一见到我就嚷着要我减肥，说女孩子怎么能这个样子。"

"哥哥说体重超过 60 公斤就不是女人。"

现在的女孩子们竟然还生活在这样的世界里……

不漂亮就像死了一样

我曾经也以为只有漂亮又完美才能被爱。我高中毕业后做了双眼皮手术，穿着不适合自己的紧绷裤子和塞着胸垫的内衣炫耀身材。为了让别人夸我漂亮、苗条、身材好，我付出了很多努力，每天惴惴不安，没听到满意的评价就会感到非常空虚。我经常听到各种评价，虽然内心并不喜欢，但仿佛没有这些自己就失去了存在的价值。

后来，我遇到了一件新奇又令人震惊的事情。可能有人会觉得我自恋，但我一直认为只要自己穿了展示身材曲线的衣服或稍微打扮一下，就会感受到路人看向我的视线，有时还会遇到明目张胆上下打量的心怀不轨之人。但在某个寒冷的冬天，我身穿长款羽绒服，头戴鸭舌帽上了地铁，没有人注意到我，那一刻我仿佛超越了性别和年龄，令人惊讶的是，我突然感到十分自由。

那些评价是错误的

电视剧《我的 ID 是江南美人》中秀雅非常讨厌通过整容变美的美莱，她觉得美莱通过整容轻而易举地得到了自己一直费尽心思维持的形象。因此，在周围朋友误解、辱骂美莱时，她虽装作想要帮助美莱的样子，但心中却暗爽。

她从未在人前表现出讨厌美莱的样子，因为她知道大家不喜欢她这样。她觉得自己应该是既漂亮苗条，又毫不费力，也不会嫉妒朋友的高雅的人。美莱虽然对这样的秀雅感到厌烦，但也为她因在乎别人的视线不惜放弃自己人生的样子感到惋惜。因此，她对秀雅这样说：

"是啊，我不漂亮，我整容了，就像你说的，我因为自己不漂亮所以不幸福。可是你又怎么样呢？你因为变得漂亮，所以感到幸福了吗？你到底为什么这样？我们到底为什么要这样？明明没有长胖却偏要减肥、催吐、动刀，没有变漂亮就好像要死一样，给脸分三六九等。我现在不想再这样下去了，我从现在开始要重新思考自己怎样才能真正幸福，我一定要这样做。"

我曾经也认为如果不漂亮就没有存在的价值，也曾遇到因为一两公斤就赌上人生的患者。我敢肯定这是社会的问题，是这个社会对好端端的人们提出不像话的要求，还让他们觉得是自己不对。

我希望女性即使在这样的社会里也能坦坦荡荡地生活，我希望她们幸福。为此，首先要知道什么才能让自己感到幸福，还要意识到迄今为止你们感受到的无数视线和受到的无数评价其实是荒谬、错误的，是可以反抗的。现在的我不想变完美，不想根据别人的指责和评价去减肥。希望大家也能如此。

我想减肥成功后获得称赞

大家觉得被称赞一定是好事吗？《鲸鱼哲学》（*Whale Done!*）的作者肯·布兰佳（Ken Blanchard）强调，要称赞过程而非结果，仅针对结果的称赞和评价有时反而会起反作用。

我初中时曾上过英语补习班，上课前老师经常考单词，我当时在班里总是前两名，总会被老师夸奖"表现得不错"。虽然被夸奖的瞬间心情不错，但代价是每次准备考试我都非常不安，特别是在单词背不下来时，更是感到压力山大。我经常因备考而哭，有时也为想答对所有题目而偷偷作弊。我不懂这些单词该怎样应用，只是单纯死记硬背，以致后来我一个单词都想不起来，只留下了关于作弊的不快回忆。现在想来，当时的我可能是担心一旦得不到前两名就没人会认可我。

最小码的衣服正合身的瞬间

相信大家减肥也是出于类似的原因。在现在的社会中，减肥经常被视为一种成就，大家减肥成功后，经常会听到下面的话：

"你是怎么减肥的？我也能减到你这样就好了。"

"你怎么这么瘦？不减肥也可以啦。"

就这样，减肥成功后，我们周围充满了赞美和羡慕的目光。去买衣服的时候也一样，当我们试穿 XS、S 码的衣服正合身时，店员们就像看到自己国家的运动员得了金牌一样，拍手喝彩：

"哇，真不是开玩笑，我们店的衣服简直就是为您量身定制的。"

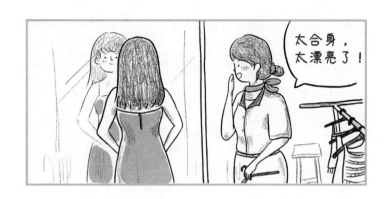

"太合身，太漂亮了！"

这些话虽当时听着开心，但以后会像回旋镖一样重新找到你。

我小学的时候喜欢和朋友们到处玩耍，淘气到甚至要妈妈每天都来游乐场把我抓回家。但不知为何，到了初中，爸爸一句"如果能得第一名，我就奖励你一部手机"就让我突然开始认真学习。后来我成了全班第一，成了别人口中"学习好的孩子"。从那时起，我便开始为了得到老师、朋友和父母的认可而努力学习。再后来，我考上了外国语高中，在一群学习好的孩子中被称赞"长得漂亮，很苗条"，然后便开始被这些话所束缚。

我以为只有身材苗条、学习又好的孩子才会被喜欢和理解，于是我开始专心学习，努力减肥，甚至不怎么和朋友讲话。我每天从早到晚只想着学习，只吃杂粮粉、水果和栗子等各种"减肥食物"。

一直到复读，这种生活持续了3年，我的身体疲惫不堪，只剩下无尽的空虚感，周围的朋友当然也都离我而去了。面对不理想的高考分数，我的人生仿佛瞬间坍塌，因为我曾拼尽全力维持的"学习好、身材好"的好形象彻底成了过眼云烟。

高考失败后，我更加执着于减肥。但连减肥都无法如愿，我因为长期控制自己的食欲患上暴食症。其间我考上了大学，但却失去了生活的目标和价值，只是为了已经根本没人关心的体重不断尝试减肥。可是暴食一旦开始便无法控制，每次暴食后我都觉得自己的存在没有价值，彷徨不安，甚至连课也不去上。就这样过了3年，我开始去进食障碍专科诊所接受治疗。

努力学习、减肥、工作的人们

在患上进食障碍的 6 年多时间里，我感到非常辛苦，我确信如果没有选择去接受治疗，我现在过的一定是另外一种生活。在治疗的过程中，我经常会遇到和我经历相似的人，我们都曾经，或正在因为渴望被认可，选择在学生时代努力学习，长大后认真减肥，埋头工作。

如果当初我没有选择接受治疗，没有在接受治疗后学习专业知识并开始治愈他人，那我现在大概会为了成为别人口中"工作能力强，自我管理出色的组长"而埋头工作，努力减肥，到了周末就会因空虚而暴饮暴食。

我是如何逃离被议论和称赞的泥潭的呢？我 24 岁时开始学习进食障碍专业知识，并参加了小组咨询。开始时，我基本没有期待，只当是一次为了考研而进行的学习和实践。我当时是一名普通的团体成员（现在担任副组长），我们在咨询中一直强调要进行"坦率的反馈"，即让那些平时为了礼貌，或者害怕被议论而不敢表达自己的人畅所欲言，互相倾诉。我以为即使在这里也会被人评价、议论，因此有些胆怯，想要好好表现的心情令我更加不安。

就这样过了几个月，其他小组成员说觉得和我之间有一面墙，我因此下了决心，在某天的交谈中说出了我对体重和外貌的执着，坦诚地承认自己曾为此感到不安。我以为小组成员们会对我的身材很感兴趣，会认为我很漂亮，因为我听惯了这样的话。但当时大家的回答令我震惊又慌张，这种感觉至今难忘。

"真没想到您有这样的想法。其实看您平时话不多，也没什么表情，都没怎么关注您。"

"我对您的身材没什么想法啊。"

说实话我当时真的觉得很丢脸，居然说对我没想法……但另一方面，我竟感到有些安心。

原来大家根本不怎么关注我！

虽然当时为自己曾经苦苦挣扎只为得到称赞的岁月感到有些委屈，但也有种终于从自己创造的"王座"上走下来的解脱之感。从那以后，我无论是坐地铁还是与人接触，心情都变得非常舒畅。当然我偶尔也会不安，觉得自己要做好某件事才能讨得别人的欢心，但每到这时，我就会问周围的人："即使我变胖，变邋遢，考试失利，工作失误，你也会爱我的，对吧？"

你没有必要比别人优秀

从前坐地铁的时候，我总会担心别人会觉得我的衣服奇怪，觉得他们会因为我胖、妆化得不好而议论我，所以神经高度紧绷，全身僵硬。直到大学，我也一直渴望被关注，想成为比别人更优秀的人。我认为只有这样自己才能幸福，我的价值才会被认可。但现在的我不会这样了，反而会担心那些对别人的关注过于熟悉的人。其实，在因外貌被人认可和议论的艺人、模特和舞蹈演员中，很多都患有厌食症和暴食症。

我希望大家都过上平凡的生活，像别人一样工作，像别人一样赚钱，像别人一样享受日常的幸福。希望大家能和身边的人一起吃顿美味的晚餐，开些轻松的玩笑，在琐碎中找到生活的意义。因为我们活着的目的并不是成绩、体重和金钱。

我比姐姐更擅长的事情只有减肥了

　　艺善从小就被称作"别人家的女儿""艺珍的妹妹"。姐姐艺珍不仅学习好，长得漂亮，而且性格温厚，总是担任各种社团的领导职务，做她的妹妹实在是一件痛苦的事情。艺珍总是大家关注的焦点，而艺善则一直徘徊在边缘。大家偶尔关注到艺善时，也总会加上一句："听说你是艺珍的妹妹？"

　　艺善也想像姐姐一样优秀，她虽然努力过，但结果却不尽如人意。学习成绩、外貌和性格都很普通的她总是用"不出色就什么都不是"这句话来鞭策自己。

姐姐上大学后，艺善缠着妈妈和姐姐一起报名了健身项目。她虽然不喜欢见了姐姐便夸她漂亮，对自己却什么都不说的教练，但已经熟悉这种落差的她还是坚持和姐姐一起运动，控制饮食。3个月后，艺善的体重由50多公斤变成了40多公斤，而姐姐忙着和大学同学们吃喝玩乐无心减肥。只有艺善严格按照减肥食谱吃东西，积极运动并渐渐产生兴趣，几乎每天都签到。

小贴士

进食障碍患者家庭的共同特征：1.家庭关系纠结。家庭中缺乏适当的感情距离，每个人都深深涉入彼此的生活，家庭成员热衷于使用"读心术"。2.过度保护。家庭成员尽力避免冲突，对他人的"不舒服"特别敏感，想快速缓解家人的压力，以致家人无法掌握处理情绪的能力。3.极度僵化。不主张改变，努力维持现状，以僵化的方式应对家庭发展中的各种问题。4.回避冲突。家庭成员以回避的方式面对各种冲突，尤其是父母关系不良、婚姻出现压力时，孩子以表现出进食障碍症状的方式涉入父母的冲突，转换冲突，缓解婚姻压力。

"姐姐没什么变化，艺善真的瘦了很多啊！艺善的身材比姐姐好多了。"

听到这样的话，艺善呆住了。她第一次发现自己也有比姐姐更擅长的事情，心情异常激动，认为曾经永远只向着姐姐的聚光灯仿佛也照亮了自己。

终于找到了比姐姐擅长的事情

从那时起，艺善开始执着于减肥。她每天只想着减肥，早起后立刻称体重，如果比昨天瘦就松一口气，如果体重涨了就开始思考今天怎么能少吃点。

她早上喝减肥奶昔；中午吃食堂，米饭只吃一半，配菜只按计划好的以蔬菜为主；晚上简单吃点红薯和煮鸡蛋，然后就去健身房，达成自定的运动量后回家，再吃一点减肥沙拉。她觉得一切都很完美。

艺善日渐消瘦，虽然也曾想过自己是不是太瘦了，但却无法停下来。她为了控制饮食，基本不和家人一起吃饭，即便偶尔一起吃，也会单独准备自己的食物。因为专心运动和控制饮食，她和朋友们渐渐疏远，经常因为一点小事神经敏感。

　　姐姐说她太瘦了，劝她不要再减肥，艺善虽然口中答应，心里却并不认同，反而觉得姐姐是嫉妒她，觉得很可笑。她虽然羡慕姐姐毫不费力就能做好一切，并为此感到懊恼，但也为自己因减肥效果明显而得到别人的称赞感到很欣慰。本来只想做好一件姐姐做不到的事情，没想到现在不仅实现了目标，还引来了姐姐的嫉妒，一想到这些，艺善就一阵暗爽。

　　但这份喜悦是短暂的，艺善一到晚上就食欲爆发，在短视频软件上找"吃播"，在社交软件上看美食餐厅照片已经成为她的日常，她也曾因此而怀疑自己。最近她几乎无法集中精力学习，期中考试成绩也一落千丈。但艺善不想停下来，她终于找到了比姐姐更擅长的事情，终于因此获得了关注……她不想错过这个机会。

优越感和自卑感同根同源

艺善已经苗条得令人羡慕了，她能感受到别人羡慕的目光，并因此产生优越感。但我认为，优越感和自卑只有一线之隔，二者都是我们在被按他人的标准进行比较后产生的情绪：没有达到那个标准会觉得自卑；如果达到了，就会产生优越感。当优越感产生后，我们便会被某种害怕掉下王座的恐惧笼罩。最后，无论是自卑感还是优越感，都会导致我们不可避免地陷入焦虑，因为我们总是在意别人的看法。

在电视剧《我的 ID 是江南美人》中，女主角美莱因为不符合大众审美标准而被嘲笑，为了克服自卑，她接受了整容手术。而男主角的妈妈罗慧星从小就相貌出众，后来因为美貌嫁给了"条件最好的男人"。但她是不幸的，她败给了优越感，为了保持这份优越感，她按照别人的标准选择了本应与自己携手一生、共享人生喜怒哀乐的另一半。罗慧星说：

"我曾以为，如果我更漂亮，我的生活就会变得更好。我从没想到那些夸我漂亮的话会如此禁锢我的人生，我以为那些称赞是对我的尊重……"

在接受咨询的过程中，曾有人反对我关于自卑感和优越感同根同源的观点。他说：

"即便如此，我也想生活在优越感中！即使这些都是社会设定的标准，能获得很多赞美和人们的喜欢不也是好事吗？我觉得这比感到自卑和被人忽视要好得多。"

是吗……真的是这样吗？

我刚进入戏剧与电影学系时感到很自卑。高中时我曾是被人羡慕的对象，但转眼间我就变成了普通人，周围到处是漂亮或帅气的面孔，以致我从前听到的赞美在这些人面前显得很荒谬。那时我嫉妒又自卑，同时也为自己能够结识帅哥美女而感到自豪。

然而，随着这些情绪逐渐消退，我发现了他们的不安与焦虑。他们画了很长时间的眉毛，又花很长时间擦掉，只为听到别人的赞美；他们一有时间就照镜子检查自己的容貌，只为确认自己在他人眼中的样子。他们似乎不是在过自己的人生，而是为别人眼中的自己而苦苦挣扎。

小说《节食王国》中的韦雷娜·巴普蒂斯特（Verena Baptist）批判母亲经营的巴普蒂斯特减肥产业并出面纠正。主角普拉姆（Plum）在高二时用打工攒下的钱尝试了巴普蒂斯特减肥，失败后又尝试了各种方法，最终决定接受减肥手术。韦雷娜对不顾并发症风险、执意接受器官切除手术的普拉姆这样说：

"普拉姆，不要这样，不要'屠宰'自己的身体，请你再考虑一下。"

"屠宰"这个词令你不适吗？在我们生活的世界里，身高、体重、学历、年龄、外貌、财力等都被视为"资历"，就像挑东西一样，人们被互相比较，划分等级，会大言不惭地说出"他和我差不多水平""他比我差多了"这样的话。把为提高自己的"等级"而切除器官的行为比喻为"屠宰"，或许也是很正常的事情。

小贴士

进食障碍和情绪的关系：长期错误应对痛苦情绪，会引发进食障碍。很多认知因素，包括过度重视外表、完美主义、低自尊、过于在意他人的看法，以及僵化的非此即彼的思维模式等，都会带来情绪上的痛苦，从而导致出现进食问题。

"我这样穿心情很好呀！"

我也做不到完全无视这个世界的各种标准。一直被比较和评价的我在看到某个人时，也会自然而然地进行评价（虽然没有说出口）；当看到电视上的艺人时，会想要拥有她的美貌来生活一天；在谈恋爱时也会用各种条件来衡量对方。生活在这个社会里，恐怕很难摆脱各种各样的标准。

然而我正在一点点改变。以前，我在选衣服的时候，最看重的是能否吸引别人的注意，经常以清纯又有女人味为标准来挑选。神奇的是，坚持一段时间后，我仿佛只看得到这种衣服，只喜欢这种类型的衣服。

当然，现在我在工作时也会很注意自己的穿着，但在社会生活以外的领域我会坚持自己的标准。而且，当自己喜欢的衣服和别人喜欢的衣服不一致时，我经常会选择自己喜欢的。我选择衣服的标准是看起来漂亮或者帅气，穿起来心情愉悦。我有时会穿破洞牛仔裤，有时会穿优雅的连衣裙，有时会穿紧身裤，有时会穿宽松的 T 恤。

标准是谁制定的

我在做咨询的时候经常听到这样的话：

"医生，您很苗条啊，所以您可能没有经历过不幸，也不会理解我的想法。"

按照这个社会的标准，我也许是很苗条，但我的身体也有别人不知道的问题。因为数年的进食障碍，我的肠胃很弱，吃辣或者刺激性的食物很容易不舒服，所以我都尽量不吃。此外，在我努力减肥时旺盛的食欲也随着减肥停止而消失不见了。

如果是从前，我会为自己的身材感到自豪，产生优越感。但随之而来的不安会令我因担心自己发胖而选择穿紧绷的衣服，时刻关注体重变化，对别人的一言一行都保持高度警惕。

但是现在，我不会感到优越了，自然也不会感到不安。我每个月的生理期都很正常（高中时我几乎停经，成年后也很不规律），每周做两次普拉提，制订了符合自己身体状况的日程计划。如果我感到自己体力下降，也会刻意适当增重，因为这是我自己的标准。

我之所以摆脱了进食障碍和减肥的折磨，不是因为我变瘦或变胖了，而是因为我把标准制定在了我认为更重要的地方。大家都在按照什么样的标准生活呢？这个标准又是谁制定的呢？

第六章

不安

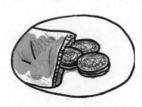

内心不安的时候就会减肥

　　我是一个极度缺乏安全感的人。7岁时，妈妈一出门我就会无休止地望着窗外，担心如果她再也不回来该怎么办；在小区迷路后，担心自己找不到回家的路而瑟瑟发抖。每当遇到烦心事时，我总是想到最坏的情况，虽然这些情况大部分根本就不会发生。初中时家里曾发生过火灾，但因为当时没人在家，所幸也没人受伤。但我却因此受到很大惊吓，在朋友家躺了好几天，心里反复想着如果家里再次着火应该怎么处理，陷入了无尽的思考和担忧当中，一度非常焦虑。

　　我的焦虑简直永无尽头，我担心自己的未来、财富和爱情等。在充满烦恼的日子里，我会做很多梦。我梦到自己还没有准备好就要去考试，在奔向考场的路上大汗淋漓；梦到自己在婚礼当天还没有准备好婚纱，到处奔走；等等。在梦中我好像经常被什么东西追赶，然后突然惊醒。高考那天，我因为过于紧张，担心出什么差池，甚至带着卫生巾进了考场。

特别想减肥的日子

如此缺乏安全感的我，每当觉得人生不顺时，就会想要寻找自己可以掌控的东西。我有时选择打扫卫生或大扫除，有时会自己找其他事情做。每当感觉自己落后于别人时，我会突然开始猛学英语，还会不停确认自己存了多少钱。

曾经有一段时间，我通过调节饮食成功减肥，并因此产生了掌控感。此后，一旦感到不安，我就会没头没脑地突然开始减肥——对的，真的是没头没脑。有时看到另一半工作忙碌，我会因担心关系疏远而陷入焦虑：

"他现在是不是不喜欢我了？是因为对我有什么不满吗？"我会胡思乱想，并努力寻找原因。因为只有找到原因我才有机会改正，然后焦虑才能得到缓解。正在苦思冥想时，我突然想到男朋友曾说过自己喜欢像李知恩（IU）一样瘦瘦的女孩，我恍然大悟。

于是我制订了减肥计划，想好了自己今天怎么吃，明天又要吃多少……我因为不安，所以想用减肥来填满自己空荡荡的内心。相信一定有很多人出于和我类似的原因开始减肥吧。

小 贴 士

脂肪的形成：食物进入人体，经消化吸收后以能量的形式被用于新陈代谢、泵血、呼吸等维持人体机能的活动，最后以热量的形式排出体外。在成长期，我们还会用食物中的能量来构建瘦体组织（lean tissue），比如肌肉和骨骼。在满足人体所需后，剩余的能量会以人体脂肪的形式储存下来，专业的术语是脂肪组织（adipose tissue）。脂肪组织是人体的主要能量储存处，而且几乎没有储存上限。当你摄入的热量高于身体所需时，多余的就会转化为脂肪。

为了成为女强人

已经工作了 5 年的惠妍总是心急如焚。她以为自己升到代理时，一定能成为一个工作熟练、很少失误、在同事间游刃有余的职业女性。但现实是残酷的，今天她还因为听错组长的指示，反复失误后要留下加班。

听到组长的叹气声，惠妍的心一下子沉了下来。旁边工位的朴代理和惠妍同期入职，她似乎比自己更擅长与人打交道，犯了错误也不会意志消沉，会迅速承认错误并诚恳道歉，与同期入职的同事和后入职的新人都相处融洽，在公司人缘也很好。惠妍也想像她一样，但在人前却总是因瞻前顾后而显得畏畏缩缩。

惠妍空虚地敲着电脑，突然想起中午和同事的对话。隔壁组的代理说最近正在控制体重，还谈到了减肥的话题。

"现在正是夏天，好像该减减肥了。哎，如果有吃了就能立刻变瘦的药就好了。真羡慕朴代理，根本不用减肥。宋代理（惠妍），要不要和我一起？"

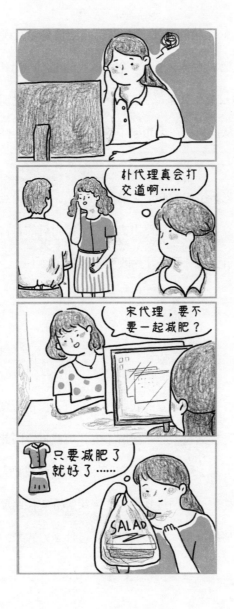

刚才只是无脑点头的惠妍突然觉得减肥仿佛是个突破口，只要好好减肥，如同吃了 100 个地瓜般的郁闷心情和不安好像就能烟消云散。如果减到 50 公斤，就能穿上之前穿不上的工作服，从前只存在于想象中的职业女性形象也能实现了。

想到这里，惠妍空虚的心情突然就消失了，她偷偷点了减肥便当，还打算待会儿下班路上去看一下家附近的普拉提瑜伽馆。她感觉自己仿佛已经开始改变，因此激动不已。

要找到令自己不安的原因

担心爱人离开而感到不安的我，和不知道工作是否顺利的惠妍，最后都选择通过减肥来缓解不安，但我们会因此获得长久的幸福吗？怎么可能呢！不安仍然存在，而减肥失败只会带来更大的挫败感。通过其他方式来缓解不安情绪反而会让自己被这种情绪反噬。那么我现在通过什么方式来缓解不安情绪呢？

第一是要敢于直面不安。也许这听上去仿佛理所当然，但了解并接受自己的不安情绪比什么都重要。在我的人生中，当不安感达到顶峰时，我无法入睡，常常被恐惧束缚。但当时的不安并没有实际载体，我有时会突然担心有人闯入家中，有时会感觉自己的人生已经彻底崩塌，经常感到坐立不安。

在接受心理咨询、学习心理学后，我了解了自己感到不安的原因，不再像从前一样焦虑或强迫自己做些什么了。每当我因为减肥或学习英语的压力而无法入睡时，我就会问自己这样的问题：

"你好像又开始不安了，原因是什么呢？"

仔细回想，有时是钱没有想象中攒得多，有时是问题没有按照自己的意愿解决，有时是感觉和伴侣的关系不如从前，有时是与他人比较心生嫉妒。像这样了解自己感到不安的原因并敢于面对，是十分必要的。

第二是正面解决感到不安的问题。当感觉伴侣与以往不同时，与其一个人臆想如果自己变瘦伴侣会不会更喜欢，还不如直接问对方：

"我感觉你最近好像没有那么喜欢我，我有些不安而且害怕，你是怎么想的呢？"

惠妍需要考虑下自己理想的样子是否现实。无须加班便能完美完成工作的帅气形象只存在于她的想象中，与现实相去甚远。旁边工位的朴代理说不定也经常失误，总是加班，根本不像惠妍以为的那样充满自信，或许她和惠妍一样惴惴不安。

我一般会告诉患者，越是感到不安，就越要主动和周围的人交流。因为当你越是不安时，就越会陷入一种仿佛只有自己不安，然后越来越不安的恶性循环中。如果发现周围的人也和自己一样辛苦，心情就会放松很多。

我今后可能还会继续感到不安，也许有时会出现反复的强迫行为，有时会产生想要掌控一切的欲望。但找到不安的根源，接受不安并适当逃避，与完全没有意识到自己不安的情绪，盲目开始减肥相比，真的有很大不同。如果大家正被泛滥的减肥广告所吸引，不妨仔细想想自己今天为何不安。

小 贴 士

进食障碍患者人际交往的烦恼：他们对人际关系变化表现出脆弱性；在更年长的人或非常相似的人那里寻找一种互补甚至是寄生的关系；紧抓着人不放，却会逃离过于亲密的关系；人际关系频繁断裂，倾向于赌气或请求式的自我封闭。

运动不是多多益善吗

适当运动是缓解压力的好方法。拉伸运动和瑜伽有助于缓解不安情绪，适当放松身体。在坐立不安、突然陷入巨大的不安情绪或者火冒三丈时，深呼吸、冥想、泡澡、喝热茶等都有助于平复心情。另外，适当运动能保持身心平衡，给身体注入活力，使身体处于不易感受压力的状态。

然而，出于减肥或暴食后的补偿心理，强迫自己进行的过度运动就是另外一回事了。这里提到的"过度"是指在关节受伤、身体疲惫的情况下进行的运动，和吃东西后催吐一样，反复进行强迫性运动，会在不知不觉间开始难以控制自己。

如果不洗手，好像人生都完了

你有想过为什么要强迫自己运动吗？这和其他强迫行为类似，都源自心理上的不安。随着新冠肺炎疫情的暴发，我们一直在强调勤洗手的重要性，但只要接触了其他东西就洗手，或者洗手洗到双手发皱、长湿疹的程度，可能就出现了问题。

强迫行为是从难以控制的强迫性思维开始的。所谓强迫性思维，就是指不断地担心感染疾病、伤害他人，或者担心事情会出大错，等等。为了消除这种想法带来的不安，会反复确认外出前是否拔掉了电源插座，陈列物品时一定要完全对称，不停修改自己说过的话，或穿衣服时一定要按照自己确定的顺序穿，等等。

其实，出现强迫行为的人往往意识不到自己正在因为不安和焦虑反复做出某种行动。经常感到不安的我，小时候也出现过很多强迫行为，例如洗脸时要冲洗 20 次以上；过人行横道时一定要把脚踩在白线内；如果头向左点了 3 次，就一定要向右也点 3 次。我曾经给自己设定了很多规则，只有按照这些规则行动我才会感到安心。

凌晨 2 点还在跑步机上运动的心情

学生时期的贤佑一直都很胖，朋友们嘲笑他是猪，他便用更过分的玩笑来回应。进入大学后他经常和朋友们吃喝玩乐，体重因此更重了，但他却觉得很开心。他唯一的遗憾是没谈过恋爱，因为一直上男校，而且家里也没有姐妹，所以他不会和女孩子相处，经常在女生面前觉得很尴尬，畏畏缩缩、不自信。

读完大二后他选择入伍，他在军队中生活很规律，吃饭定时定量，每天接受训练，比从前瘦了 7 公斤，休假的时候朋友们见到他都惊讶地发现他变瘦了。贤佑以此为契机开始到处学习运动的方法，无法自由控制饮食，他就打算通过运动来减肥健身，正好在军队中没什么事情做，他自我感觉很好，周围人的反应也不错。

就这样他又瘦了 10 公斤，在社交媒体上的头像也由从前的美食或美酒照片换成了展示自己身材的自拍。从前不怎么联系的女生们也开始对他感兴趣，她们对贤佑说"瘦了之后变帅了啊""哥哥瘦了很多啊"等。

退伍后，贤佑担心体重反弹，便更加严格地管理身材，晚上只吃鸡胸肉和红薯，运动量也逐渐增多，从前每周运动 2—3 次，最后甚至每天都要运动。感觉自己吃得多的时候，他会在跑步机上运动到凌晨 2 点才会安心，只要有一天不运动，就担心自己可能会长胖。他开始选择更容易减肥的高强度运动，如室内自行车、拳击、混合健身（CrossFit）等。

随着运动量的增加，他的肌肉疼痛感越来越严重，疲劳感也愈发加剧。他要兼顾课业和运动，感觉很吃力，但打开社交软件看到给自己点赞的人变多了，便又坚持做了 200 个深蹲才睡觉。

请不要通过其他方式逃避不安

在开始强迫行为前，我通常会感到极度不安和焦虑，但做完后就会感到安心和快乐，产生仿佛在掌控自己人生的错觉，心中很是欣慰。看着整齐罗列的书籍，一尘不染的地板，或者身上的腹肌，就会产生一种成就感。这个世界上不顺心的事情那么多，而我只想掌控自己的身材。

但如果不正确看待这种行为背后的心理因素，不安感反而会加剧。没有消除的不安情绪会转移到其他强迫行为上，正如有人为了还一张信用卡而申请无数张新的信用卡一般，为了消除不安情绪，我们会不断陷入新的强迫行为中。

当我们无法按照自己的意愿消除不安情绪的时候该怎么办呢？人一旦陷入不安，就会认为自己的"想法"就是"事实"：如果待着不动，体重就会呈几何式增长，大家会对我非常失望。这种时候，建议暂时停下来思考一下自己的想法是否现实、是否合理。

一天不运动体重真的会增加吗？不会，强迫性运动带来的心理压力和无法休息导致的疲劳反而更容易造成脂肪堆积。此外，还要考虑我们能在多大程度上管理自己的身材。除运动量外，我们的身体还会因激素、年龄、性别和基础代谢率等各种因素发生变化。并不是说运动没有用，而是我们无法通过运动来控制一切。

请让自己暴露在不安中

直面"人生不会因不运动而毁灭"也是不错的办法。暴露疗法是治疗焦虑症和惊恐障碍的方法之一，是让患者暴露在令其感到焦虑或恐惧的场景或环境中的疗法。电视剧《没关系，是爱情啊》中，神经科医生池海秀为了治疗强迫症患者，将垃圾桶里的垃圾倒在桌子上让患者触摸。虽然稍加了戏剧化处理，但这样反复刺激，会让患者把令自己焦虑（担心感染疾病）的对象（垃圾）和轻松感联系起来，渐渐缓解焦虑情绪。因此，对于担心因停止运动而发胖的人来说，建议可以尝试暴露疗法，即忍住不运动来进行调节。

当你发现即便没有每天运动，只要经常拉伸，就不会突然变胖后，就能渐渐摆脱运动强迫。请一定要停下来，尝试忍一下。运动不是必须要做的事情，而是保持健康的一种方法，是我们随时可以自主选择、不想做就不做的事情。

处理人际关系太难了，我做不到

我有时会想，如果我没有患过进食障碍，现在会过着怎样的生活呢？

回想起自己执着于学习和减肥的过去，我觉得自己很有可能会成为一个工作狂。因为我知道自己是个很容易陷入不安并出现强迫行为的人，而最能让一个人感觉到被认可，让自己误以为仿佛生活得不错的事情无非是减肥、运动、学习和工作。这些事情肉眼可见，容易带来满足感和成就感。

美国网站"匿名工作狂"（www.workaholics-anonymous.org）上关于检查自己是否是工作狂的清单中有以下三项：

1. 相较于亲密关系和休息，你更经常沉迷于工作吗？

2. 你经常逃避与他人产生亲密关系吗？

3. 你经常为了避免情绪变化，或者逃避伤心、不安和羞耻而埋头工作吗？

这些问题可以测试出我们沉迷于工作的理由或想要获得的利益，即我们可以不用面对在亲密关系中感受到的各种情绪。人际关系并不像工作一样可以简单地用"好"或者"不好"来评价，我们说的话或做出的行动，对方可能会喜欢，也可能不喜欢。也就是说，即便我们拼尽全力，对方也可能会感到难过。

我推测自己之所以会成为工作狂，是因为我过去曾选择了痴迷减肥和学习。我认为人际关系中存在的变数过于沉重，因此选择了逃避。

宁愿孤独的错觉

高中时，我们班有一个漂亮、学习好，像狐狸（没有比这个更合适的词语了）一样的女生，很多女孩嫉妒她。班里人气最高的男生喜欢这个女生的消息传开后，大家都在背后议论她，说她勾引男生、挖墙脚等。女孩和我诉苦说班里同学都讨厌她，其他同学和我说那个女孩很狐媚。

我被夹在中间感到很厌倦，无论是嫉妒还是被嫉妒，我都不喜欢。但我仍然担心有人会讨厌我，我已经听到有几位老师说我不像外国语高中的女生，总是穿改小的裙子和显眼的衣服，一点也不好看。于是，既看不惯嫉妒也不想被讨厌的我选择了孤立自己。

但我知道即使在孤立的情况下也能得到别人关注的办法，那就是减肥。如果一个人因为学习或者减肥而被疏远，大家非但不会觉得奇怪，反而会认为“她生活得好认真啊”“她好潇洒啊”。

从那以后，我开始专心学习和减肥，不再外露自己的情绪和个性。大家不太喜欢我，也不讨厌我，我觉得非常放松，内心不再焦躁，感到很安宁。因为只有远远观望，才不会有人穿过我的围城靠近我。

但抛开人际关系，通过学习和减肥逃避现实的我感到有点孤独，不，是很孤独。我只是想被关注，不想被讨厌而已。如果我没有经历进食障碍，开始思考自己的人际关系并学会坚持，现在恐怕已经成为一个工作狂，孤独又空虚地活着吧。

你想知道我现在过得怎么样吗? 我会嫉妒别人，也会遭人嫉妒；会讨厌别人，也会被别人讨厌。我没有以工作为借口逃避现实。当然人际关系也会经常遇到困难，但现在的我清楚自己真正想要的是关系内的亲密感，而非成就感。无论是减肥、学习还是工作，如果没有人关心和认可，我就不会像从前一样拼尽全力。

被讨厌是一个人自由的证明

人际关系会对生活产生巨大影响，不然怎么会有那么多人说诸如"让我辛苦的不是工作，而是人际关系""哪怕只有一个人相信我，我的生活就有价值"之类的话呢？但是我们从未学习过如何建立关系，因此只好在跌跌撞撞的实践中学习，有时不可避免会变得卑微、不堪，我们要接受分歧，还要忍受不便。这件事与我们的努力无关，即便是同一个行为，对方的反应也可能千差万别，我们要根据具体情况做出反应，进行沟通。没错，世界上最难的事就是建立好一段关系。

岸见一郎在《被讨厌的勇气》中写道："阿德勒心理学认为，所有的苦恼都源于人际关系，我们希望从人际关系中解放，渴望摆脱人际关系的束缚……被别人讨厌，是你行使自由以及活得自由的证据，也是你按照自我方针生活的表现。"

大家正被家人、朋友、爱人、同事讨厌吗？他们有对大家表达过遗憾、不适、不耐烦或发火吗？这证明大家正在建立良好关系的路上，因为被讨厌是被分享情绪的表现。因此，请不要回避，勇敢面对。

如果我重新回到高中时期，我会选择帮助被讨厌的人。站在被别人嫉妒的一方可能会招人反感，也可能不会，虽然很辛苦，但至少不会感到空虚。

我很讨厌这些令人不自在、难堪的感情，所以一直以来努力用好像很高尚的东西来填满我的生活。但如果不建立亲密关系，空虚感就会不断积累，受折磨的只有自己，最终将一无所获。

请面对被发脾气、被讨厌、被嫉妒，自由表现出自己的失落，然后建立牢固的关系吧。别再用减肥、工作来躲避，向建立健康的关系再迈进一步！

既然一定会受伤，那我也不想要被爱了

通常一提到进食障碍，我们就会想到骨瘦如柴，几乎不吃东西的厌食症患者们。人们单纯地认为厌食症是减肥导致的疾病，经常对他们说"不要再减肥了，胖一点也好看"。

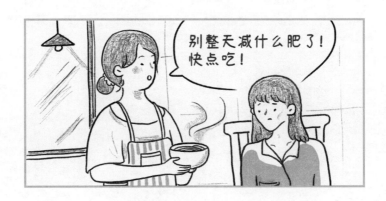

但是近乎残酷地忍受饥饿并不只是为了变漂亮。每个人都有食欲，忍受饥饿到严重危害健康的程度其实是对自己的拷问和惩罚。因此，想要真正理解厌食症，就必须充分研究厌食症患者们"为什么不吃东西"。

小 贴 士

神经性厌食症的诊断标准：1. 相对于需求而言，在年龄、性别、发育轨迹和身体健康的背景下，出现了因限制能量的摄入而导致的明显低体重。2. 即使体重明显偏低，也仍特别害怕体重增加，或有持续的影响体重增加的行为。3. 对自己的体重或体形有认知障碍，体重或体形对自我评价有不良影响，或持续缺乏对目前低体重的严重性的认知。

我不是人，只是个麻烦

电影《骨瘦如柴》(*To the Bone*)中详细描写了患有厌食症的主人公艾伦（Ellen）——一个即使吃一根巧克力棒也会感到巨大恐惧的人，吃东西一定要剥掉外层的炸衣，自己认为不能吞咽的东西嚼过后必须要吐出来，饿到昏厥依然拒绝吃东西。

这部电影没有把艾伦塑造成单纯为了减肥不吃东西的形象，而是讲述了她内心的情感和烦恼。艾伦对食物的恐惧源自她与重要人物的关系，因此战胜厌食症的关键自然也是"关系"。

影片的第一个场景是艾伦出院回家，她走出医院首先见到的是出租车司机和保姆，回家后见到了继母和同父异母的妹妹。影片意味深长地刻画了在艾伦人生中最艰难的时刻，陪在她身边的人却不是亲生父母的画面。她的亲生父亲从她出院到进行家庭咨询，再到进入康复中心治疗，从未出现过。从她与家人的对话中推测，父亲似乎对女儿的情况和情绪变化并不关心。无论女儿在艺术方面天赋如何，父亲只希望女儿能从事与中文或电脑相关的所谓"能养活自己"的"好"工作。

尽管如此，对艾伦情绪影响最大的还是她的亲生父母。虽然她看起来一直没什么情绪起伏，但她还是会因为亲生父母是否来看望自己而表现出期待或者失望。

虽然影片中没有展开描写，但仅凭家人对她生病的态度，就可以推测出她与家人的关系。在关于厌食症的家庭访谈中，继母、同父异母的妹妹、亲生母亲和母亲的男朋友都曾参与，但他们却因艾伦的厌食症而互相指责。最后，艾伦说："对不起，我不是人，只是个麻烦。一切都是我的错。"

那天，艾伦几乎没有吃东西。她回到康复中心后，还是习惯性地用一只手圈着胳膊量了量粗细才渐渐恢复了平静。

虽然渴望被爱，但也怕被伤害

就在艾伦几乎找不到活下去的理由的时候，她结识了与她经历相似但更开朗的卢克。她问卢克："难道你不怕一旦开始吃东西就无法控制自己吗？"卢克潇洒地回答道："我和你的心情一样，但即便害怕，我也要吃。"

随着与卢克越来越熟悉，艾伦逐渐敞开了心扉。她鼓起勇气尝试了从前不敢吃的巧克力冰激凌，也在梅根的怀孕庆祝派对上和人们一起跳舞玩耍。她不再担心人们看到自己在餐厅里咀嚼食物又吐出来后会觉得奇怪，反而被卢克又挖一勺的样子逗笑，她越来越依赖卢克。

但艾伦害怕像从前被父母伤害一样，交付真心后再次被伤害，因此她拒绝了卢克的表白，她觉得卢克的出现意味着她可能会再次受到伤害。对此极度恐惧的艾伦为了压抑对卢克的心意，开始不停地做仰卧起坐，在威廉医生问她为什么和卢克疏远了的时候，她冷漠地说："和像同性恋一样的家伙一起能干什么。"她拒绝了想进一步帮助自己的威廉医生，搬出了康复中心。

然而，通过她从康复中心出来后与母亲和解的场面可以看出，虽然她拼死抗拒，但她真正渴望的其实是别人对自己深切的情感和爱意。母亲来到了孤独的艾伦身边，真诚地向她道歉。母亲眼含泪水地说：

"妈妈都懂，即便你想去死我也能理解。妈妈爱你，所以理解你的一切。"

艾伦按照牧师的建议，蜷缩在妈妈的怀里，喝着奶瓶里的牛奶。她看到了希望，她发现自己出于恐惧，一直在拒绝试图帮助自己的人。电影最后以艾伦艰难地鼓起勇气重新回到康复中心结束。

我不需要食物，也不需要爱

《每天一个苹果》（*An Apple a Day*）的作者艾玛·伍尔夫（Emma Woolf）患厌食症达 10 多年，她曾说：

"对我而言，这一切都和掌控有关。从一开始，厌食症就是我掌控这个无法控制的世界的方式，也是阻止其他人接近我的办法。我说着自己不需要爱，也不需要食物，更不想参与到这个世界中，这是我拒绝与外界接触的方式。"

她第一次绝食是因为一次突如其来又令人绝望的失恋，而后恋人的离世加重了她的厌食症。他人的心意和爱情会带来不可控制、无法承受的痛苦，因此，她为了掌控对方的心意，选择了控制自己。自己的食物和体重肉眼可见，又能自主掌控，但对方的心意和厌恶却不是她能左右的。

我也曾因为不吃东西而与人疏远。看到我一人呆坐在座位上不吃东西，朋友们感到既好奇又惋惜。那时令我反复回味最多的一句话便是：

"别人可以但我不行；别人吃了也没关系但我不是；别人都在笑，只有我笑不出来。"

那时的我选择彻底被孤立，以此摆脱了令人厌倦的猜疑、嫉妒、憎恶和伤痛。我不想被爱，认为被爱就必然会受到伤害，得到的爱越多，感到失望的可能性就越大。

隐藏在瘦弱身体里的破碎的心

我在咨询工作中也曾遇到过与我有相似情绪体验的患者。虽然痛苦有大有小，但难以承受的感情却是相同的。智允因为别人随口说出的一句"你很胖"受到伤害，她不想被讨厌，所以开始控制自己；率熙抱着如果孤立自己就不会被伤害的心态，选择每天饿肚子；珠贤感到开心，因为虽然人际关系没有想象中顺利，但食物和体重却可以如她所愿；恩贞用身体表达没人理解自己的伤心和痛苦。想要真正理解厌食症，就必须看到表象之后受伤的心灵。

但理解这种心情并不代表要支持他们破坏和毁灭自己的行为。厌食症是所有精神疾病中死亡率最高的病症，有约20%的患者因为并发症或自杀结束了生命，即便没有死亡危险，也很有可能出现骨骼问题或不孕等情况。

在患厌食症的时候，我隐约意识到不该继续这样生活，但也感到自己除了走向极端外别无选择。没有人告诉我该以何种方式离开这条通往悬崖的路。那些正与厌食症作斗争的人需要身边人的帮助、关注和温暖的关怀。

当然，他们也需要逆耳忠言和其他建议，但最重要的还是自己想要改变现状的意志。如果你曾选择通过吃东西来逃避恐惧，那么当时或许能从人际关系中找到更好的解决办法。所以当有人伸出援手时，请不要拒绝，一定要抓住它。

小 贴 士

患上神经性厌食症的危险性：患者死亡率高达 5%—9%，个体的自杀率是一般人群的约 31 倍。厌食行为可能导致心血管并发症，包括心动过缓、心律不齐和心力衰竭；也会导致急性胃扩张，甚至导致胃破裂。闭经女性会出现骨骼强度问题，个别患者会出现肾脏受损的情况，免疫功能受损使患者更容易感染生理疾病。

后记

寻求帮助并不可耻

我非常清楚，一个人很难战胜进食障碍，因此我在
2020 年创建了一个名为"ET"（Eating Together）的小组，
鼓励大家在网上分享日常饮食、感情状态以及是否在经历暴
食等，并通过相互留言进行交流。7 月的最后一天我们举行
了一次小型线下聚会，在聚会快结束的时候，一个成员说：

"太神奇了。我本以为这里会出现非常沮丧和黑暗的
人，但大家看起来都很好，感觉和我周围的大多数人没什么
两样。"

通常提到进食障碍时，人们首先想到的便是那些骨瘦如
柴或严重超重的人，但我在咨询室遇到的患者更多是体形正

常的人。进食障碍患者往往会习惯隐瞒，他们不愿被周围人发现自己的病情。明明有很多人都疲惫痛苦，但环顾周围，似乎生病的人只有自己。

因此，我们通常需要很长时间才能认识到并接受问题的存在。我们一边自我安慰说每个节食减肥的人都会有某种程度的强迫症，一边忽视身体发出的抗议，心中想着"虽然我吃得有点多，但也只是偶尔暴饮暴食而已"，完全没有意识到问题的严重性。

同时，我们还被周围无知又无礼的言论包围，人们说这是因为减肥患上的病，说是意志力薄弱导致的。因为这个社会普遍认为饮食和身体是可以自我调节的，而且媒体也只宣传减肥成功的人。

但厌食症、暴食症是与抑郁症一样需要治疗的疾病，放任不管并不能解决问题。每当我回想起自己患上进食障碍的日子时，感觉就像在迷雾中，仿佛听不清别人说的话，总是纠结于饮食和体重，感受不到任何情绪，好像心脏都麻痹了。更可悲的是，那个时候的我甚至意识不到自己正经历痛苦，需要帮助。

　　真心希望各位不要像曾经的我一样在原地打转。如果你正因减肥强迫症、吃东西只咀嚼不吞咽或催吐等苦不堪言，请尽快向身边的人或专家寻求帮助，这绝不是你自己一个人能承受的事情。

当进食障碍患者觉得
自己永远无法解决进食问题，感到
沮丧，甚至绝望时，作为他们身边的
人，你可以帮助他们以一种中立
的方式回顾之前的进步，并强调
他们已取得的成就，因为这很可
能被他们忽视。你可以指出他们
所有进步的迹象，并尽可能多
地给予鼓励。

**进食障碍
应对指南**

如果你的朋友、家人或伴侣患有进食障碍

"我女儿有进食障碍，我不知道该怎么办。该如何提起治疗的话题呢？她现在情况很严重，但我担心她产生抵触情绪，一直不敢开口。我想帮她，但不知道该怎么开始。"

进食障碍患者经常担心周围人不理解自己，所以无法轻易开口讲出自己的故事，并因此很痛苦。我们该如何帮助身边患有进食障碍的朋友、家人或伴侣呢？

第一，向他们表达你的担忧

如果看到自己珍惜的人正因进食障碍而备受折磨，我们会想以任何可能的方式提供帮助，给予他们力量。当然，有时我们也会担心自己突然干预会导致对方干脆拒绝治疗。但当爱护自己的人出于担心，而不是以强迫的姿态给予关心时，患者一定会得到安慰。因此，与其对他们说"去医院吧"，或者"你应该去接受治疗"，不如向他们表达你的

担忧，对他们说"我真的很担心你"。只要你不断表达自己的心意，耐心等待并说服对方，总有一天他们会向你敞开心扉。

第二，相较于进食障碍的症状，应更注重关心患者本人

表达担心时要注意方式方法，诸如"再吃点吧""你现在胖了一点""再瘦下去可怎么办啊"等语言可能会给患者带来更大心理负担，进而使其产生排斥感。患者清楚地知道自己患有厌食症或暴食症且无法自制，如果连周围的人也只关注自己的症状，只会给他们带来更大的压力。

当然，看到自己珍惜的人身材过于瘦削或因为吃得多而陷入自责的样子，出于怜惜之情可能会说出"我非常理解"这样的话。但有时需要和对方讲一些他真的能听进去的话，比如"最近有什么烦心事吗""你心情如何"或者"在外面吃东西会觉得辛苦吗"等，多关心他们的生活状态和想法，就能使他们更加放松地表达自己的内心。

第三，理解进食障碍

每当进食障碍患者有家人、伴侣或朋友陪同前来接受咨询时，我都会首先向他们解释什么是进食障碍。患者本人或身边的人经常只关注进食障碍的各种症状，如催吐、暴食、明显的体重变化等，但理解、治疗这种疾病更重要的是搞清楚患者的心理活动，即患者为什么要为了减肥而虐待自己，为什么要毫无节制地吃东西，等等。

如果患者本人没有意识到或有不清楚的事情，周围的人可以通过学习尝试理解，那么我相信没有比这更可靠的支持了。

第四，介绍一位进食障碍专家

相信很多进食障碍患者都会觉得别人不理解自己。这种想法源于对自己无法自如控制饮食的失望，以及对"别人都能减肥成功，只有我不行"的惭愧和自责。

"连我都觉得自己很奇怪，还有谁会理解我呢？"

正是因为这些担忧，很多时候决定接受心理治疗并不是件容易的事。因此，比起单纯地对患者说"去精神科看看吧"或者"去心理咨询中心看看吧"，"听说这个医生专门治疗进食障碍，肯定能理解你的"这类的话反而会起到更好的效果。在咨询开始前，为缓解患者的不安情绪，我都会主动说出我自己曾患进食障碍 6 年的经历，因为我非常清楚，患者是纠结了很久才选择前来接受治疗的。

第五，病情严重的话，建议住院治疗

病情非常严重，急需医生干预时该怎么办呢？当患者因体重过低影响日常生活或伴有酒精依赖症时，可能会非常危险，因此需住院治疗。一旦错过最佳治疗期，将导致终身后遗症。因此，遇到上述情况时，应尽快入院接受治疗，不能放任不管。

如果你身边有进食障碍患者，你肯定会感到很累。但我相信，你对患者的担心、关心和爱护一定能够传递给他们。

如果你想接受心理咨询

咨询的种类

1. 个体咨询

专注于你没有意识到的心理现象和正在面临的困难。心理咨询师根据专业理论客观分析问题与原因，与患者直接建立类似于亲人或朋友的关系，分享情绪。心理咨询并不局限于情绪和想法，咨询师有时会根据需要，向患者提出现实建议。

咨询方式为一对一，适合不愿接受多人咨询的患者，但咨询费用高于团体咨询。

2. 团体咨询

根据谈话主题、谈话频率（每周两小时，连续两天 10 小时等）的不同，以及是否可以随时加入等，形式多样。每小组参加人数可根据谈话主题不同灵活安排，但专注于建立关系的"交朋友小组"最佳人数建议控制在 6—10 人。

咨询师根据专业理论，提出针对不安、社交恐惧和吃饭问题等的解决方案，小组成员间互相分享经验，建立联系，进行交流。

这种咨询方式的优点是费用较低，能当下（here and now）了解到患者在个体咨询中无法展示的人际关系模式，还能听到不同人的经验和意见。缺点是不能只专注于某一个人的故事。

3. 免费咨询

在韩国，未满 24 周岁的患者可以在青少年咨询福利中心、健康家庭支援中心接受免费咨询。但等待时间可能较长，咨询次数一般限制在 5—10 次以内。

就职于公司规模为 300 人以下的中小企业的职员可通过在线上、线下申请劳动者支援项目，以员工帮助计划（EAP）的方式接受免费咨询。该项咨询旨在缓解劳动者精神压力，是由韩国劳动福利公团提供的免费服务。

在中国，免费的心理干预热线面向全社会开放，热线的接收方为心理咨询志愿者，热线每天有固定的开放时间和咨询时长。该服务的内容不是治疗，而是"包扎伤口"，让拨打电话者在需要的情况下有机会接受正规治疗。建议拨打设有精神科或心理科的正规医院的心理干预热线电话。

4. 线上付费咨询

除面对面咨询外，患者还可以选择视频、电话聊天等多种咨询服务。咨询费根据咨询师经验和咨询中心内部政策而定。

由于进食障碍的治疗水平可能因咨询师的专业方向而异，因此建议在访问前提前确认是否有专门针对进食障碍的咨询师。请注意，大多数咨询中心为预约制。

咨询流程

进食障碍的咨询方式与心理咨询类似，咨询师与患者共同设计咨询结构，设定目标并共同为之努力。但不同的是，为恢复因长期暴食或厌食而紊乱的身体机能，治疗进食障碍，首先要恢复正常、稳定的饮食习惯。因此，在进食障碍治疗初期，咨询师一般会指导患者恢复规律进食。因为患者只有在恢复正常饮食，减少对食物的执着后，才有余力认真思考自己的情绪。

用药和副作用

如果你正考虑就进食障碍寻求咨询，肯定思考过下面的问题：

"要去咨询中心还是医院精神科呢？一定要吃药吗？"

根据以往经验，有些患者会在精神科接受治疗后来找我接受心理咨询。心理咨询结束后，有时我也会建议患者再去精神科开药方。患者有时只需接受心理治疗，有时需要同时服用药物。

当症状严重到已经影响正常生活，或暴食后催吐等症状频繁出现时，必须要服用抗抑郁药、抗焦虑药等药物。此外，患进食障碍的时间越长，就越容易患抑郁症、惊恐障碍、睡眠障碍、酒精依赖症等疾病。因此，如果患者出现情绪过度低落、睡不好觉，甚至不想说话等症状时，建议先去医院精神科开药服用。因为只有心情和症状得到一定程度的缓解，心理咨询才会促使患者产生改变自己的想法。

精神科治疗与心理咨询性质略有不同。与精神科医生的交流更类似于为了明确病症而采取的药物治疗，因此相较于发病的根本原因，医生更多把重点放在了缓解症状上。而进食障碍的出现与心理因素密切相关，因此接受心理咨询十分必要。

有些人可能对食欲抑制剂产生好奇。现在网络购物、电视购物、上门销售的大部分食欲抑制剂都不是药品，而是食品。食欲抑制剂会使人产生依赖性或耐受性，因此，如果患者超重且存在健康风险，则只能将其作为短期辅助治疗手段，建议一次性使用最长不超过 1 个月，长期服用可能会导致肺动脉高压或心脏瓣膜病等，需多加注意。此外，如果过量服药，还可能会出现焦虑、昏迷、四肢颤抖等副作用，所以一定要避免误用、滥用药物。食欲抑制剂一般只适用于成年人，16 岁以下禁止服用。

如果想获得处方，可就近去精神科看医生。与心理咨询一样，每个医生对进食障碍的了解各异，建议选择治疗进食障碍的专科医院。医生开出的所有药物都不能随意停药或滥用，如出现副作用，请务必及时和医生沟通。

"吃东西上瘾的7种症状"：美国在线健康网站 Health Line。

第一部分　让我总是吃东西的原因

第一章　精神压力

"只靠晚饭熬过一整天"中的"下班后的幸福"：女性生理期喜欢摄入高热量食物的结果，出自期刊《美国临床营养学杂志》（*The American Journal of Clinical Nutrition*）中的《月经对食物摄入的影响》（"The Effect of the Menstrual Cycle on Patterns of Food Intake"），S. P. 达尔维特（S. P. Dalvit）

著。韩国嘉泉大学的问卷调查结果，出自期刊《大韩地区社会营养学会志》中的《生理期前后女大学生饮食摄入形态变化分析》，姜秀华、李英美著。

"好像没吃多少但却发胖了"：美国康奈尔大学食品与品牌研究室的实验结果，出自《吃的艺术》，梅拉妮·米尔、戴安娜·冯·科普著。

"好像没吃多少但却发胖了"中的"因为我有3个哥哥，所以……"：餐桌"变色龙效应"的内容，出自《吃的艺术》，梅拉妮·米尔、戴安娜·冯·科普著。皮质醇刺激食欲的内容，出自《女人因此而痛苦》，刘恩贞著。

"好像没吃多少但却发胖了"中的"喜欢吃辣就是'变态'吗"：美国宾夕法尼亚大学心理学家保罗·罗津和黛博拉·席勒的研究结果，以及对为了解压而吃辣的分析，均出自《吃的艺术》，梅拉妮·米尔、戴安娜·冯·科普著。神经性厌食症的特征，出自《变态心理学》（第六版）[*Abnormal Psychology*（6th Edition）]，苏珊·诺伦-霍克西玛（Susan Nolen- Hoeksema）著。

"为什么没有男性因为暴食症就医"中的"男性也会经

历进食障碍"：暴饮暴食的男女比例结果，出自期刊《骨科家庭医生》（*Osteopathic Family Physician*）中的《暴饮暴食》（"Binge-Eating Disorder"），戴安·P.韦斯特伯格（Dyanne P. Westerberg）、玛戈特·韦茨（Margot Waitz）著。暴食症的特征，出自《变态心理学》（第六版），苏珊·诺伦-霍克西玛著。

"我是食物成瘾吗"中的"甜甜圈、蛋糕、冰激凌和巧克力"：物种进化使人们偏好高热量食物的习惯，出自《洛杉矶时报》（*Los Angeles Times*）中的《高脂肪、高热量食物会控制大脑对食物的摄入指令》（"Foods that Are Both Fatty and Sweet Can Hijack the Part of the Brain that Regulates Food Consumption"），梅丽莎·希利（Melissa Healy）著。对吮吸行为、淡奶油受欢迎的分析，出自《吃的艺术》，梅拉妮·米尔、戴安娜·冯·科普著。

"我是食物成瘾吗"中的"吃得太多也会产生耐受性"：耶鲁大学食品政策与肥胖研究中心对食物成瘾的研究结果，出自期刊《普通精神病学档案》（*Archives of General Psychiatry*）中的《食物成瘾的相关神经因素》（"Neural

Correlates of Food Addiction"）， 阿 什 利 · N. 吉 尔 哈 特
（Ashley N. Gearhardt）、索尼娅·约库姆（Sonja Yokum）
等著。对老鼠食物偏好的研究结果，出自期刊《自然神经科
学》（*Nature Neuroscience*）中的《肥胖大鼠的多巴胺 D2 受体
在成瘾性奖励功能障碍和强迫性饮食中的作用》（"Dopamine
D2 Receptors in Addiction-Like Reward Dysfunction and
Compulsive Eating in Obese Rats"），保罗·M. 约翰逊（Paul
M. Johnson）、保罗·J. 肯尼（Paul J. Kenny）著。

"我是食物成瘾吗"中的"请将甜甜的感觉看作短暂的
幸福吧"：散步有利于治疗食物成瘾的结论，出自纪录片
《食物成瘾第二部分：小麦爱好者，碳水成瘾》，韩国 EBS
电视台。神经性贪食症的特征，出自《变态心理学》（第六
版），苏珊·诺伦 - 霍克西玛著。

"碰到事情就会突然暴饮暴食"中的"想要逃离这个
瞬间"：对心理撤退的解释，参考《精神分析案例解析》
（*Psychoanalytic Case Formulation*），南希·麦克威廉斯
（Nancy McWilliams）著。

第二章　心灵的饥饿感

"如何忍住不吃夜宵"中的"每晚都暴食"：神经性贪食症的诊断标准，出自《精神障碍诊断与统计手册》（第五版）（*DSM-5*）。

"如何忍住不吃夜宵"中的"孤独竟如吸烟一样有害健康"：孤独影响饮食的内容，参考期刊《人格评估杂志》（*Journal of Personality Assessment*）中的《制定孤独感的衡量标准》（"Developing a Measure of Loneliness"），丹·罗素（Dan Russell）、利蒂希亚·安妮·佩普卢（Letitia Anne Peplau）、玛丽·隆德·弗格森（Mary Lund Ferguson）著。社会孤立感和肥胖关系的研究，以及用进化论解释孤独感的观点，均出自《孤独是可耻的：你我都需要社会联系》（*Loneliness: Human Nature and the Need for Social Connection*），约翰·卡乔波（John Cacioppo）、威廉·帕特里克（William Patrick）著。

"分不清究竟是因为肚子饿还是伤心"中的"压抑感情就像进食毒药"：对情商的理解，参考《情商：为什么情商比智商更重要》（*Emotional Intelligence: Why It Can Matter*

More Than IQ)，丹尼尔·戈尔曼（Daniel Goleman）著。

"和妈妈吵完架一定会暴饮暴食"中的"妈妈的话比什么都让我难受"：泰诺林有助于缓解心理上的痛感的内容，出自期刊《哈佛商业评论》（*Harvard Business Review*）中的《为你的研究辩护——情感疼痛？你可以吃止痛片……》（"Defend Your Research— Hurt Feelings? You Could Take a Pain Reliever..."），C. 内森·德瓦尔（C. Nathan DeWall）著。关于劳拉·L. 汉弗莱研究结果的更多内容，可以查看《变态心理学杂志》（*Journal of Abnormal Psychology*）中的《分析亲子结构与进食障碍的关系》（"Structural Analysis of Parent-child Relationships in Eating Disorders"）。

第三章　减肥

"减肥难道不是意志力的问题吗"中的"最容易暴食的状态"：为什么减肥时食欲变好以及这和意志力有关系吗，更多内容可以参考《重新思考瘦：减肥的新科学，以及节食的神话和现实》，吉娜·科拉塔著。控制饮食后，为什么人体更加渴求食物的内容，出自李映惠在国际东亚科学技术与医学史学会（International Society for the History of East Asian Science, Technology and Medicine）发表的《反复断食会导致食物成瘾：节食减肥的真相》的演讲。瘦蛋白和食欲的关系，出自《饥饿的大脑》（*The Hungry Brain*），斯蒂芬·J.居耶内特（Stephan J.Guyenet）著。

"减肥越来越难"中的"不知道如何才能被爱"：暴食症的诊断标准，出自《精神障碍诊断与统计手册》（第五版）。

"吃了又吐好像就不会变胖了"中的"减肥和自责的恶性循环"：2015年韩国国民健康营养调查报告，出自期刊《健康信息学杂志》（*Health Informatics Journal*）。美国心理学会对31种减肥方法进行调查的内容，出自《卡路里与束身衣》，路易丝·福克斯克罗夫特著。

"吃了又吐好像就不会变胖了"中的"为什么只有我减肥失败了"：神经性贪食症和暴食症的区别，出自《变态心理学》（第六版），苏珊·诺伦-霍克西玛著。

"为什么一开始减肥就变得抑郁"中的"意志无法战胜激素"：健壮的男性进入半饥饿状态会不安、抑郁的实验，出自《重新思考瘦：减肥的新科学，以及节食的神话和现实》，吉娜·科拉塔著。关于肠道与抑郁、不安、孤独症关系的研究结果，出自韩国《中央日报》中的《肠道是第二大脑——预防老年痴呆等神经疾病应注意肠道健康》，柳章勋著。

"为什么一开始减肥就变得抑郁"中的"世上没有不好的食物"：心理学家保罗·罗津的警告和以色列魏茨曼科学研究所计算机工程师伊兰·西格尔的实验结果，出自《吃的艺术》，梅拉妮·米尔、戴安娜·冯·科普著。

"为什么一开始减肥就变得抑郁"中的"不要错过一起享受幸福的机会"：巴西坎皮纳斯州立大学的研究结果，出自期刊《糖尿病》（*Diabetes*）中的《运动改善了维斯塔尔大鼠下丘脑中的胰岛素和瘦蛋白分泌的敏感度》（"Exercise Improves Insulin and Leptin Sensitivity in Hypothalamus of Wistar Rats"），马塞洛·B. S. 弗洛雷斯（Marcelo B. S. Flores）、玛丽亚·费尔南达·费尔南德斯（Maria Fernanda Fernandes）等著。进食障碍产生的社会原因，出自《变态心理学》（第六版），苏珊·诺伦-霍克西玛著。

第二部分 让我吃不下东西的原因

第四章 对苗条的执念

"我的朋友都很瘦"：2018 年，针对 1600 余名 20—59 岁韩国人的调查结果，出自 Tillion Pro 线上调查。

"我的朋友都很瘦"中的"# 提倡厌食（Pro-Ana）# 极度瘦削 # 一起勒紧吧"：社交媒体对身材产生影响，更多内容可以参考《卡路里与束身衣》，路易丝·福克斯克罗夫特著。肥胖的定义，出自《变态心理学》（第六版），苏珊·诺伦 - 霍克西玛著。

"我不想再被人叫'胖猪'了"中的"憎恶究竟从何而来"：对"减肥"一词的解释，出自《卡路里与束身衣》，路易丝·福克斯克罗夫特著。

"我不想再被人叫'胖猪'了"中的"不是为了减肥才运动的"：即便超重，依然可以保持健康的研究结论，出自《韩国日报》中的《胖胖的人也可以健康，是真的吗？》。

"减肥不是会变得更健康吗"中的"有害健康的减肥药"：19 世纪荒诞的减肥方法、烟草里面添加食欲抑制剂，以及家用体重计出现的内容，参考《卡路里与束身衣》，路易丝·福克斯克罗夫特著。苯丙胺曾被广泛用于减肥药，出自《重新思考瘦：减肥的新科学，以及节食的神话和现实》，吉娜·科拉塔著。

"减肥不是会变得更健康吗"中的"减肥失败是消费者的错吗"：食欲和下丘脑的关系，出自《饥饿的大脑》，斯蒂芬·J.居耶内特著。

第五章 渴望被认可

"我想美得毫无瑕疵"中的"哥哥说体重超过 60 公斤就不是女人"：社交媒体诱使女性追求低体重，出自《每天一个苹果》，艾玛·伍尔夫著。

"我比姐姐更擅长的事情只有减肥了"：进食障碍患者家庭的共同特征，出自《食物瘾君子》（ *Les Toxicos de la Bouffe* ），凯瑟琳·艾尔薇（Catherine Hervais）著。

第六章 不安

"内心不安的时候就会减肥"中的"特别想减肥的日

子"：脂肪的形成介绍，出自《饥饿的大脑》，斯蒂芬·J. 居耶内特著。

"既然一定会受伤，那我也不想要被爱了"：神经性厌食症的诊断标准，出自《精神障碍诊断与统计手册》（第五版）。

"既然一定会受伤，那我也不想要被爱了"中的"隐藏在瘦弱身体里的破碎的心"：厌食症患者面临的危险，出自《每天一个苹果》，艾玛·伍尔夫著。

进食障碍应对指南

"用药和副作用"：有关用药和副作用的内容，出自韩国食品药品安全处的《普通人抑制食欲安全用药指南》。